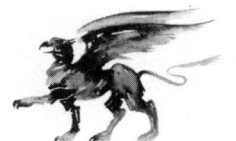

Michael Mary

Erlebte Beratung
mit Paaren

Klett-Cotta

Klett-Cotta
www.klett-cotta.de
© J.G. Cotta'sche Buchhandlung Nachfolger GmbH, gegr. 1659,
Stuttgart 2008
Alle Rechte vorbehalten
Fotomechanische Wiedergabe nur mit Genehmigung des Verlags
Printed in Germany
Umschlag: Roland Sazinger, Stuttgart
unter Verwendung eines Fotos von © fotolia/Stas Perov
Gesetzt aus der 11,5 Punkt Bembo von Typomedia GmbH, Ostfildern
Auf säure- und holzfreiem Werkdruckpapier gedruckt
und gebunden von fgb – freiburger graphische betriebe
ISBN 978-3-608-94479-2

Bibliographische Information der Deutschen Nationalbibliothek
Die Deutsche Nationalbibliothek verzeichnet diese Publikation in der
Deutschen Nationalbibliografie; detaillierte bibliografische
Daten sind im Internet über <http://dnb.d-nb.de> abrufbar

Inhalt

Vorwort

Der Begriff ERLEBTE BERATUNG bezeichnet eine spezielle Arbeitsweise, die ich im Laufe meiner bisher 27-jährigen Tätigkeit als Berater und Seminarleiter entwickelt habe. Diese Form der Beratung beruht wesentlich auf der Überzeugung, dass die Reaktionen, die Menschen in einer schwierigen Lebenssituation entwickeln, grundsätzlich Hinweise zu der Bewältigung ihrer Probleme enthalten.

Anders ausgedrückt: Ein Problem liefert in den meisten Fällen seine eigene Lösung. In der Beratung geht es deshalb vor allem darum, Entdeckungen sowohl bezüglich des Problemverhaltens als auch der bereits vorhandenen Bewältigungsansätze zu machen. Die meisten Klienten wissen danach recht genau, was zu tun ist. Auch für den Berater birgt diese Vorgehensweise Vorteile. Er braucht sich keine Lösung einfallen zu lassen, er rät den Klienten lediglich, was sie selbst unbemerkt an Bewältigungsmöglichkeiten vorschlagen.

Entdeckungen der Art, wie sie hier gemeint ist, können allerdings selten auf rein rationale und verbale Weise geschehen, sonst wären sie in den meisten Fällen schon eingetreten und ein Berater würde nicht gebraucht. Lösungen zeigen sich vielmehr dort, wo Aufmerksamkeit des Klienten nicht greift. Daher bezieht ERLEBTE BERATUNG zur Informationsgewinnung verschiedene Wahrnehmungsebenen − den Körper, die Gefühle, die Phantasien, die räumlichen Positionen und die Haltungen der Betroffenen − in die Erforschung der Situation mit ein. Dazu greift ERLEBTE BERATUNG auch Elemente verschiedener anderer Arbeitsweisen auf.

Weil sie keine neue Methode, sondern eine spezifische

Arbeitsweise darstellt, verträgt sich ERLEBTE BERATUNG gut mit anderen Therapie- oder Beratungskonzepten und kann als Anregung zur Modifikation des individuellen Ansatzes leicht von interessierten Paartherapeuten und Paarberatern einbezogen werden.

Michael Mary, im Winter 2007/2008

Einleitung

Eine zur ERLEBTEN BERATUNG passende Bemerkung machte ein Teilnehmer eines Workshops, den ich im Rahmen der DAJEB Jahrestagung 2006[1] durchführte. Er meinte, noch nie so viel Neues in einer Situation gefunden zu haben *»einfach dadurch, dass jemand wissen wollte, was da genau abläuft«*. Darum geht es in der ERLEBTEN BERATUNG: Ich möchte *genau* wissen, und ich möchte verstehen. Ich bin ein Außenstehender, der nichts von den Verhaltensweisen der Partner und deren Beweggründen weiß, und was das Schöne ist, der auch keine Ahnung davon zu haben braucht.

Für die ERLEBTE BERATUNG bin ich weder auf spezielle Konzepte der Paarbeziehung noch auf Definitionen der Liebe noch auf irgendwelche Vorstellungen angewiesen, aus denen scheinbar zu entnehmen wäre, was in einer Beziehung ›falsch‹ läuft und wie es ›richtig‹ laufen könnte. Ich erhebe auch keine Anamnese und führe weder Vorgespräche noch Tests durch. Die ERLEBTE BERATUNG kommt mit dem aus, was sich in der Beratung zeigt.

Die Partner sollen etwas fühlen, sehen, hören, spüren, tun oder erkennen, das sie *noch nicht* oder *so noch nicht* fühlten, sahen, hörten, taten oder erkannten und dadurch deutlicher die Zusammenhänge durchschauen, in die sie verstrickt sind.

Das wichtigste Ziel der Beratung lautet schlicht und einfach: Nachher sollen die Partner mehr wissen als vorher, und dieses mehr an Information soll ihnen Entscheidungen ermöglichen. Dieses Mehr an Wissen bezieht sich allerdings auf die Qualität von Informationen und nicht auf deren Menge.

Die nötige Erweiterung beziehungsweise Verdichtung des Wissens ergibt sich zuverlässig aus einem wesentlichen Element der ERLEBTEN BERATUNG: der *Darstellung innerer und äußerer Abläufe.* In diese Darstellung werden körperliche Haltungen und räumliche Positionen einbezogen, was zur Verlangsamung der Abläufe führt und wichtige, bisher übersehene Informationen offen legt. Wenn der Berater eine gute Sensibilität für die Wahrnehmung von Gesten, Tönen, Haltungen und Doppelsignalen mitbringt, ist das für die ERLEBTE BERATUNG sehr hilfreich.

Aber wichtiger noch als eine geschulte Wahrnehmung scheint mir die *Haltung* zu sein, aus der heraus die Partner begleitet werden. Die passende Haltung, um ein vertieftes Wissen zugänglich zu machen, ist eine Haltung des Nichtwissens und der Neugier. Mein Leitfaden in der Beratung besteht darin, verstehen zu wollen, und wenn ich schließlich glaube verstanden zu haben, haben sich für die Partner meist genügend neue Informationen und Anhaltspunkte ergeben, mit denen sie weiterkommen.

ERLEBTE BERATUNG in Buchform zu vermitteln erscheint fast als Widerspruch. Praktizierende Therapeuten und Berater haben allerdings die Chance, hier gefundene Anregungen sogleich in der Praxis anzuwenden und in die eigene Arbeitsweise einzubeziehen. Das möchte ich ausdrücklich empfehlen. Daneben gibt es auch die Möglichkeit, an Fortbildungsveranstaltungen teilzunehmen.[2]

Bevor ich in diesem vorwiegend praktisch orientierten Buch die einzelnen Methoden der ERLEBTEN BERATUNG schildere, möchte ich einige meiner grundsätzlichen Ansichten zum Phänomen der Paarbeziehung erläutern. Dabei geht es um den Unterschied von Therapie und Beratung, die Beziehung als eigenständiges Wesen und um die Selbstregulation von Beziehungen. Anschließend beschreibe ich die Elemente der ERLEBTEN BERATUNG und erläutere deren Anwendung anhand von Fallbeispielen. Vereinzelt tauchen im allgemeinen Teil und im Übungsteil Wiederholungen auf, was durchaus gewollt ist, damit das Buch nicht in jedem Fall neu durchgesehen werden muss und es statt dessen möglich ist, sich anhand einzelner Abschnitte zu orientieren.

1. Beratung versus Therapie

ERLEBTE BERATUNG stellt keine Therapie dar, denn in der ERLEBTEN BERATUNG wird niemand behandelt. In diesem Element der Behandlung liegt für mich der wesentliche Unterschied zwischen Beratung und Therapie. Eine Behandlung ist auf ein Konzept, auf eine Vorstellung davon angewiesen, wie ihr Gegenstand, beispielsweise ein Körper oder eine Psyche »richtig« funktioniert. Ausgehend von diesem Idealbild wird eine Diagnose erstellt, eine Zustands- und Schadensaufnahme, aus der sich dann ein Behandlungsplan ergibt. Bezogen auf eine ärztliche Tätigkeit kann man sich kaum eine andere Vorgehensweise vorstellen. Bei einer Paarberatung sieht das anders aus.

Wie sollte ein allgemeines Konzept für Paarbeziehungen heutzutage aussehen? Wie sollte eine Paarbeziehung »richtig« funktionieren? Arnold Retzer sagt dazu: *»Je mehr Paare ich sehe, um so erstaunter bin ich oft, welche unterschiedlichen Organisationsformen von Paarbeziehungen mit dem Leben vereinbar sind.«*[3]

Konnten sich schon in der Vergangenheit Paare nur schwer an gesellschaftliche Vorgaben wie etwa das Treuegebot oder das Versprechen einer lebenslangen Liebe halten, gibt es heute erst recht keinen Grund mehr, sich eine Beziehungsform oder ein Beziehungsverhalten vorgeben zu lassen. Beziehungen gelten als individualisiert, sie dienen nicht mehr der Gesellschaft oder der Familie, sondern vor allem den Bedürfnissen der Partner. Aus diesem Grund besteht gegenwärtig eine große Beziehungsvielfalt, die mit keinem Konzept zu erfassen ist.[4] Eine Diagnose fällt daher erst recht schwer. Sicher kann man, ausgehend von einem bestimmten Beziehungsbild, eine Beziehung als gestört und die Partner als neurotisch betrachten, aber gleichzeitig gibt es zahllose Beziehungen, die gerade deswegen funktionieren, weil sich eine Art neurotischen Gleichgewichts zwischen den Partnern einstellt. Da kann sich ein Therapeut schnell in den eigenen Ansichten verfangen, was ebenso für Vorstellungen wie die von einer so genannten »erwachsenen Liebe« oder einer »reifen Partnerschaft« oder erst recht der »bewussten Liebe« etc. zutrifft. Kann man aber keine vernünftige Diagnose stellen, fehlt auch der sich daraus ergebende Behandlungsplan.

Was immer ein Therapeut – wenn er sich als Paar*therapeut* begreift – sieht oder tut, letztlich begegnet er einem einzigartigen Paar, das sich nicht sinnvoll in Kategorien einordnen lässt. Aus diesem Grund halten sich erfahrene Therapeuten auch mit Erfolgsversprechen zurück. Selbst wenn sie sich auf bewährte Konzepte der Paartherapie verlassen, können sie dennoch keine Garantie dafür geben, dass eine Diagnose zutrifft und ein Behandlungsplan greift. ERLEBTE BERATUNG verzichtet darauf, eine Beziehung als »gestört« oder »krank« zu betrachten, selbst dann, wenn sie sich destruktiv auf die Partner auswirkt. In der ERLEBTEN BERATUNG geht es nicht um richtig oder falsch, sondern um das Verhalten der Partner, um dessen Auswirkungen und um mögliche Verhaltensalternativen. In der ERLEBTEN BERATUNG werden weder Wertungen getroffen noch Empfehlungen ausgesprochen. Die Entscheidung, was die Partner mit den Informationen anfangen, die sie in der Beratung gewinnen, bleibt ganz ihnen überlassen.

> In der ERLEBTEN BERATUNG werden die Partner nicht als Patienten, die einer Behandlung bedürfen, sondern als selbstverantwortlich handelnde Personen angesehen.

2. Eine Beziehung ist ihr eigenes Werk

Es kursieren vielfältige Vorstellungen darüber, was eine Paarbeziehung ausmacht, wie sie beschaffen sein soll und wie sie gelebt werden sollte. Solche Vorstellungen interessieren mich wenig. Ich glaube nämlich nicht, dass Partner sich aussuchen können, welche Beziehung zwischen ihnen möglich ist. Von allen Erklärungen über Beziehungen, die mir im Laufe der Jahre begegnet sind, erscheint mir die Vorstellung, eine Beziehung sei ein eigenständiges Wesen, als die sinnvollste. Diese Sichtweise ist in der ERLEBTEN BERATUNG überaus brauchbar, weil sie die Partner und den Berater von der Idee befreit, eine Beziehung könnte gesteuert oder zumindest zielgerichtet manipuliert werden. Diese Vorstellung einer möglichen Steuerung ist Wunsch der Partner und nicht selten auch der Berater.[5] Die Praxis zeigt indes, dass von einer Steuerung in der Paarberatung nicht einmal ansatzweise die Rede sein kann. Um dem Irrtum, eine Beziehungssteuerung sei möglich, entgegenzutreten, möchte ich den angedeuteten Gedanken von der Eigenständigkeit einer Beziehung etwas ausführlicher schildern.

Eine Beziehung als eigenständiges Wesen

Die Vorstellung, eine Beziehung wäre einem eigenständigen Wesen vergleichbar, greift die Erfahrung auf, dass Beziehungen nicht bewusst gemacht werden, sondern den Partnern *passieren*. Dass dies möglich ist, verdankt sich dem Umstand, dass Partner heute in aller Regel selbst entscheiden, mit wem sie eine Beziehung eingehen. Diese Entscheidung machen sie fast ausschließlich von Gefühlen abhängig.

So steht am Anfang beinahe jeder Paarbeziehung heute – im

Gegensatz zu früher, als Ehen von Eltern oder Verwandten arrangiert wurden – das Verlieben. Das Verlieben aber passiert den Partnern. Für das Verlieben kann sich niemand absichtlich entscheiden, nicht einmal dagegen. Die Gefühlswelt des Menschen entzieht sich seiner bewussten Kontrolle, und so wird auch die Entscheidung, jemanden zu lieben, im Unbewussten getroffen. Wenn es dann geschehen ist, wird dieser Fakt dem Bewusstsein vorgesetzt, gleichgültig, was es davon hält. Und wenn sich jemand obwohl es passiert ist, nicht auf eine Beziehung einlässt, dann keinesfalls, weil er sich bewusst dagegen entscheiden könnte, sondern weil ihn andere, stärkere Gefühle – etwa Angst – dazu veranlassen. Weil sie nicht planbar, nicht vorhersehbar und nicht kalkulierbar ist, haben Menschen den Eindruck, von der Liebe *überwältigt* zu werden. Überwältigt wird das Bewusstsein, das Ich, das sich als Kontrollorgan sieht und meint, »Ich« habe mich für die Liebe entschieden, obwohl es doch nur nachvollzieht und absegnet, was bereits unwiderruflich geschehen ist.

Die Liebe muss unwillkürlich sein, um Liebe sein zu können. Denn wenn, wie ich glaube, die wesentlichste Aufgabe der Liebe darin besteht, das Individuum aus den Grenzen seiner Selbstvorstellung und Selbstdefinition – seines Ich – zu befreien, dann wäre eine bewusst herstellbare Liebe gar keine Liebe, weil sie die Aufgabe der Selbstüberwindung nicht erfüllen könnte. Liebe ist mehr als jedes andere Gefühl unwillkürlich, und daher sind Liebesbeziehungen das allemal, und zwar von ihrem Beginn bis zu ihrem Ende. Niemand entscheidet bewusst darüber, wie sehr oder wie lange er jemanden liebt und ab wann er ihn nicht mehr liebt, vielmehr muss er den Verlauf seiner Beziehung erleben oder erleiden.

Um keine Missverständnisse aufkommen zu lassen: Natürlich hängt ein Beziehungsverlauf vom Verhalten der Partner ab, aber gerade die Vorstellung, Partner hätten ihr Verhalten in der Hand, macht in Beziehungen wenig Sinn. Und natürlich können Partner in Beziehungen etwas bewusst tun, wenn sie eine innere Deckung für diese Absichten haben (wenn ihre Gefühle dahinter stehen), aber eines können sie ganz sicher nicht: vorhersehen, wie sich ein verändertes Verhalten auf ihre Beziehung auswirken wird.

Eine Beziehung entsteht in der Kommunikation

Eine Beziehung ist hier als die *Kommunikation zwischen Partnern* definiert. Dementsprechend besteht eine Liebesbeziehung aus der Kommunikation von Liebe, also von verbindenden Gesten und Handlungen. An anderer Stelle bin ich hierauf ausführlich eingegangen.[6] Die Liebeskommunikation entsteht mit der ersten Begegnung und nimmt von da ab einen ungewissen Verlauf. Vielleicht bricht der Kontakt schon nach wenigen Stunden, Tagen oder Wochen ab, vielleicht hält er ein Leben lang. Niemand wäre in der Lage, das vorauszusehen, und zwar aus einem guten Grund: weil eine Beziehung *erst in der Kommunikation selbst entsteht.*

Kommunikation ist – vor allem, wenn es um lange Zeiträume geht – ein nicht vorhersehbarer Vorgang. Denn kein Partner weiß, was sein Partner als nächstes tun wird; ja er weiß nicht einmal, wie er sich selbst im nächsten Moment oder zukünftig verhalten wird. Es kann sich bei diesem Verhalten um etwas Erwartetes oder um etwas Unerwartetes handeln, aber in beiden Fällen wissen die Partner nicht, wie sie auf das Tun des anderen reagieren werden. Das vom

> In einer Beziehung geschieht regelmäßig Unerwartetes, die eigene Reaktion oder die des Partners darauf ist unvorhersehbar und deshalb kann der Beziehungsverlauf nicht vorhergesehen werden, erst recht nicht auf lange Sicht.

Partner erwartete Verhalten mag Freude auslösen, weil es sehnlich erwartet wurde, aber es kann auch Enttäuschung hervorrufen, weil es schmerzlich befürchtet wurde oder weil es ganz und gar unvorstellbar war, oder eine andere Reaktion bedingen, je nachdem, wie die eigene Befindlichkeit ist.

An anderer Stelle[7] habe ich ein Bild hierzu entworfen. Man stelle sich zwei Menschen vor, die in Kontakt miteinander kommen und sich voneinander angezogen fühlen. Was jeder von nun an mitteilt (Worte, Gesten, Handlungen), beruht auf seinen Gefühlen. Über diese Gefühle hat jedoch keiner der Partner eine bewusste Kontrolle. Er greift sozusagen in die Tasche und wirft eine »Chemikalie« in den Raum zwischen sich und dem Partner, und der Partner tut das gleiche, auch er greift in die Tasche und antwortet mit einer anderen »Zugabe«. Die Beziehung entsteht nun in der Reaktion dieser »Zutaten« miteinander. Die Partner kennen weder die genaue Zusammensetzung der Chemikalien, die sie aus der eigenen Tasche holen noch wissen sie, wie die beiden Stoffe miteinander reagieren. Sie erleben oder erleiden, ob und wie lange das Feuer der Liebe zwischen ihnen lodern wird oder ob bestimmte Mitteilungen es dämpfen oder gar zum Erlöschen bringen. All das stellt sich erst im Laufe der Kommunikation heraus, im Laufe von Monaten und Jahren des Zusammenseins.

Selbstverständlich gibt es so etwas wie eine unbewusste Kontrolle in der Kommunikation der Liebe, die auch eine Zeit lang funktionieren mag. Jeder ist ohne es zu bemerken bemüht, nur Verbindendes wahrzunehmen und mitzuteilen und Trennendes zurückzuhalten. Liebe beruht auf einer selektiven Kommunikation, die durch ihre Weglassungen den Eindruck völligen Verstehens hervorruft. Allerdings lässt sich nicht sicher voraussagen, was genau sich verbindend und was sich trennend auswirken wird, und daher ist es nicht möglich vorher zu wissen, was man besser weglässt oder mitteilt. Und selbst wenn das möglich wäre, gelänge es den Partnern auf Dauer ohnehin nicht, Trennendes aus der Kommunikation herauszuhalten. Die Partner sind nicht nur in Beziehung, sie sind schließlich auch Individuen, und sie wollen das bleiben. Daher wird sich früher oder später individuell Unterschiedliches in die Kommunikation einmischen.

Ein *Beispiel* aus der Beratung hierzu. Ein Mann wollte von seiner Frau wissen, ob sie zu einem ihrer vorherigen Partner eine sexuell befriedigendere Beziehung hatte als zu ihm. Er bedrängte sie so lange, bis sie von ihren früheren Liebhabern erzählte. Die Antwort, mit ihrer zweiten großen Liebe sei es im Bett besser gewesen, stellte, wie sich anschließend zeigte, die Mitteilung von etwas Trennendem dar. Auch die Ausgangsfrage des Mannes entstand nicht aus dem luftleeren Raum, sondern kam aus seiner Unzufriedenheit mit einer als oberflächlich empfundenen Sexualität. Trennendes hatte sich demnach schon vorher angebahnt, ohne dass es bemerkt worden war. Aber jetzt tauchte es in der expliziten Kommunikation der Partner auf.

Wie sich solches oder anderes Unerwartete (keiner hat Trennendes gewollt) auf eine Beziehung auswirkt, ob es zu mehr Distanz und zu Auseinandersetzungen führt, in deren Verlauf wieder mehr Nähe entsteht, bleibt jeweils abzuwarten. Das Beispiel zeigt: Eine Beziehung kann ihren Zustand unerwartet und ungewollt verändern, weil die meisten Motive für das Verhalten der Partner im Unbewussten liegen.

Weil sie aus der Verbindung unbewusster, das Verhalten steuernder Motive zweier Partner entsteht, erscheint eine Beziehung *dem Bewusstsein gegenüber* als eigenständig.

Wer etwas anderes behauptet, wer meint, Partner könnten ihre Handlungen steuern, der müsste erklären, warum dann Millionen Paare auseinander gehen. Bestimmt nicht, weil sie ihre Trennung beabsichtigt hätten, und ganz bestimmt auch nicht, weil sie etwas falsch gemacht haben – auch wenn das bei nicht wenigen Therapeuten eine beliebte Erklärung für Trennungen sein mag. Wolfgang Schmidbauer wählt in einem seiner Bücher eine interessante Formulierung. Er sagt: *»Die Partner müssen unterscheiden lernen,* *welchen ihrer Wünsche die Beziehung erfüllt, beziehungsweise welchen sie nicht erfüllt.«*[8] Diese Formulierung weist in eine ähnliche Richtung, indem sie andeutet, dass es nicht in den Händen der Partner liegt, welche ihrer Wünsche von ihrer Beziehung erfüllt werden und welche unerfüllt bleiben. Die Beziehung steht dem Willen nicht zur Verfügung.

In der ERLEBTEN BERATUNG ist eine Beziehung deshalb ihr eigenes Werk und nicht das Werk des Gestaltungswillens der Partner. Diese Sichtweise bietet den großen Vorteil, dass eine Beziehung eine ungewollte Entwicklung nehmen darf, ohne dass den Partnern Schuld daran zugewiesen werden muss. Es geht allenfalls um den jeweiligen *Anteil* der Partner an einer Entwicklung, wobei nicht unterstellt wird, die Partner hätten sich anderes verhalten können. Der eigene Anteil an der Entwicklung der Beziehung ist auch nur insofern von Interesse, als sich aus ihm Verhaltensalternativen ergeben können.

Zwei unterschiedliche Liebesmotive

Wenn Beziehungen eigenständig sind, weil sie sich im Laufe der Kommunikation selbst erschaffen und gestalten, dann können Partner logischerweise nicht darüber bestimmen, wodurch sie miteinander verbunden sind.

Allgemein geht man von Liebe als verbindender Kraft zwischen Partnern aus. In der Praxis zeigt sich aber, dass es zumindest zwei verschiedene Formen der Liebe gibt, denen in einer Paarbeziehung Bedeutung zukommt: die *partnerschaftliche Liebe* und die *erotisch/leidenschaftliche* Liebe.

Diese beiden Beziehungsmotive wurden geschichtlich lange Zeit unterschieden und als *Liebe innerhalb der Ehe* und als *Liebe außerhalb der Ehe* bezeichnet. Erst im bürgerlichen Ideal der Vernunftehe wurden die beiden Liebesformen aneinander gekoppelt. Auch heute noch sollen sie in einer einzigen Beziehung unterkommen; denn die meisten

Partner wünschen sich eine intensive partnerschaftliche und intensive leidenschaftliche Verbindung miteinander, und beides soll auf Dauer gegeben sein. Dieser Wunsch hebt den Widerspruch, der zwischen den beiden Liebesformen besteht, jedoch nicht auf. Es ist dies der Widerspruch zwischen Bindung und Begehren. Paartherapeuten können ein Lied davon singen, wie sich dieser Widerspruch auswirkt. Entweder klagen die Partner über eine schlechte partnerschaftliche Verbindung, während es im erotischen Bereich gut läuft, oder aber – was nach einer gewissen Beziehungsdauer sehr viel häufiger der Fall ist – sie führen eine gute partnerschaftliche Beziehung, vermissen aber die erotisch/leidenschaftliche Liebe. Das ist nicht weiter verwunderlich, weil Liebe und Partnerschaft nicht identisch miteinander sind und sich daher auch nicht, wie lange behauptet wurde, quasi automatisch gegenseitig befruchten. Die beiden Liebesformen folgen, wie Arnold Retzer[9] es ausdrückt, unterschiedlichen Logiken. Die partnerschaftliche Beziehung folgt der Logik des Tausches, während die Liebe der Logik des Schenkens folgt. Die eine Logik hat mit der anderen nicht viel zu tun. So kommt es, dass zwei zwar sehr gut partnerschaftlich miteinander umgehen können (sich emotional stützen, sich gemeinsam durchs Leben helfen, gemeinsam Kinder aufziehen, sich die Hausarbeit teilen etc.), dafür aber kein zusätzliches Begehren geschenkt bekommen; oder umgekehrt kann es passieren, dass zwei zwar viel Leidenschaft miteinander erleben, aber darüber hinaus nicht viel miteinander anfangen können.

Liebe und Partnerschaft sind nicht identisch, und darüber hinaus gilt: Diese Liebesmotive beißen sich oft sogar. Sie stellen verschiedene »Sinnsysteme« dar. Das bedeutet, was in dem System Partnerschaft Sinn macht, macht im System Liebe keinen. Werden die beiden Motive vermischt, kommt es zu Spannungen. So schadet beispielsweise der partnerschaftliche Umgang mit der Liebe (Kompromisse, Rücksichtnahme) dieser, und mancher Therapeut spricht inzwischen von »zu wenig

Liebe aufgrund einer zu guten Beziehung«.[10] Damit ist gemeint, dass der partnerschaftliche Umgang miteinander die leidenschaftliche Beziehung schwächt. Ebenso kann in einer Beziehung die »Chemie« stimmen, was bedeutet, dass die Partner sich begehren, aber das bedeutet keinesfalls, dass sie auch einen guten partnerschaftlichen Umgang miteinander finden.

Zum Unterschied der beiden Liebesformen findet sich an anderer Stelle mehr.[11] Hier soll lediglich festgehalten werden: Partner können nicht darüber bestimmen, ob ihre Beziehung eher partnerschaftlich oder eher leidenschaftlich ist. Das legt die Beziehung selbst fest. Es gehört wohl in den Bereich therapeutischer Wunschvorstellungen, dass beiden Motiven auf Dauer eine gleiche Bedeutung zukommen soll. Daran ändert auch die so genannte »Arbeit an der Liebe« nichts. Partner werden sich vielmehr – für lange Zeit oder phasenweise – irgendwo zwischen den Polen Begehren und Bindung Ort und Plätze suchen, an denen sie miteinander leben können, im Widerspruch zwar, aber doch für sie auf eine erträgliche oder sogar eine schöne Weise.

Die Vorstellung, eine Beziehung sei ihr eigenes Werk, hat Konsequenzen für die Beratung. Eine lautet, dass es für alle Beteiligten darum geht, die Beziehung zu entdecken, eine weitere, dass hinter den Störungen, die auftauchen, meist ein Sinn liegt.

3. Die Selbstregulation von Beziehungen

ERLEBTE BERATUNG geht von der Annahme aus, dass Beziehungen sich eigenständig regulieren. In der Beratung kann man an diese Selbstregulation anknüpfen. Doch was ist unter der Selbstregulation von Beziehungen zu verstehen? Wenn Beziehungen ihr eigenes Werk sind, wenn sie sich sozusagen selbst erschaffen, liegt die Vermutung nahe, dass sie sich auch selbst regulieren. Das bedeutet schlicht und einfach, dass Beziehungen sich auch unabhängig von Willen und Absicht der Partner oder sogar gegen deren Willen und Absicht verändern. Eine Beziehung richtet sich nämlich ausschließlich nach der realen Kommunikation der Partner, danach, was sie tun (oder lassen) und nicht danach, was sie tun oder lassen wollen.

Wunsch und Wirklichkeit

Was Partner *tun wollen* oder *glauben zu tun* hat mit dem, was sie tatsächlich tun, oft nicht viel zu tun. Es ergibt sich aus der Vorstellung, die sie von ihrer Beziehung haben. Diese Vorstellung trägt den Namen Paaridentität. Doch was Partner *tatsächlich tun,* ergibt sich aus ihrer jeweiligen individuellen Verfassung. Zwischen Wollen und Tun, zwischen Wunsch und Wirklichkeit können Welten liegen, auch ohne dass Partner das bemerken.

Die Paaridentität − das Bild, das sich die Partner von ihrer Beziehung gemacht haben − impliziert bestimmte, nur teilweise bewusste Anweisungen. Die Paaridentität bindet die Partner an ein bestimmtes Verhalten, indem sie ihnen sagt, was zu ihrer Beziehung passt und was nicht, und schränkt so die individuellen Verhaltensmöglichkeiten ein. Man liebt sich, man nimmt Rücksicht, man geht aufeinander ein, man will liebevoll sein und man will geliebt werden. Man hält dieses oder jenes aus der Kommunikation heraus, weil es stören könnte. Immerhin ist die Beziehung ähnlich zustande gekommen, indem vorwiegend Verbindendes mitgeteilt und Trennendes aus der Kommunikation ferngehalten wurde. Das wird zwar weiterhin versucht, aber es ist auf Dauer nicht durchzuhalten. Hinzu kommt, dass Partner im Verlauf der Zeit individuell unterschiedliche Entwicklungen durchmachen, die sich ebenfalls nicht aus der Kommunikation heraushalten lassen.

Die Kluft zwischen gewolltem und gezeigtem Verhalten bricht früher oder später auf. Obwohl zwei sagen, sie führten eine *harmonische* Beziehung, werden in plötzlichem Streit erhebliche Diskrepanzen deutlich. Obwohl zwei sagen, sie führten eine *treue* Beziehung, können andere, unkontrollierbare Begierden entstehen. Obwohl sie sagen, ihre Beziehung sei *respektvoll*, kann Missachtung geschehen. Der Einzelne wird immer wieder gegen die Paaridentität verstoßen, schon deshalb, weil er sich selbst nicht zu kontrollieren vermag, weil er seine individuellen Veränderungsprozesse genau so wenig in der Hand hat wie die Beziehung. So gerät auch gegen seinen Willen etwas in die Kommunikation, das den Zustand der Beziehung verändert. Wenn in der »harmonischen« Beziehung beispielsweise ein Partner enttäuscht und verärgert ist, wird er das aus dem Kontakt nicht heraushalten können, selbst wenn er das möchte. Seine Berührungen werden oberflächlich, sein Kuss wird flüchtig, sein Blick weicht aus. Der Partner nimmt dies bewusst oder unbewusst wahr und schon entsteht – aufgrund der Reaktion aufeinander – Distanz oder Spannung oder Streit, also ein veränderter Beziehungszustand, der nicht zur Paaridentität passt. Man kann diesen veränderten Beziehungszustand nun als Störung betrachten – was mehr oder weniger impliziert, es sollte nicht so sein – oder als einen Hinweis auf eine unbemerkte Veränderung, die eines oder beide Individuen betrifft.

Beziehungen regulieren sich ständig, weil von Seiten der Partner ständig etwas – bemerkt oder unbemerkt – in die Kommunikation eingebracht wird und die Beziehung darauf reagiert. So kann jenseits von Absicht und Erwartung – auf lange Sicht gesehen – aus einer ehemals *aufregenden* Beziehung eine *langweilige* Beziehung werden, oder aus einer ehemals *vertrauten* eine *feindselige* Beziehung oder aus einer ehemals *freundschaftlichen* eine *leidenschaftliche* Beziehung etc.

Eine Beziehung reguliert sich demnach selbstständig, indem sie einen von den Erwartungen der Partner abweichenden Zustand aufweist. Diese Selbstregulation stellt eine Reaktion der Beziehung auf individuelle Verhaltensänderungen dar.

Der Hintergrund einer Beziehungsregulation besteht immer in individuellen Veränderungen. Kein Partner weiß, was auf ihn zukommt und welche Entwicklung er daraufhin nehmen wird. Einer mag krank werden, das Interesse am Sex verlieren, eine Erbschaft machen, vom Auswandern träumen, den Arbeitsplatz verlieren, Kinder wollen oder keine Kinder wollen, Karriere machen, die Lust am Leben verlieren, dem Alkohol verfallen, sich verlieben – was immer auch im Laufe der Zeit ge-

In der ERLEBTEN BERATUNG geht es deshalb allein um das Verhalten der Partner, und dabei in erster Linie um das unbeabsichtigte, unkontrollierte und unkontrollierbare Verhalten, das sich trotz aller Selbstvorstellung und Beziehungsvorstellung zeigt.

schieht, der Partner wird irgendwie darauf reagieren, und dann ist die Beziehung davon betroffen. Beziehungen reagieren insofern nie »falsch« oder »gestört«, sondern immer adäquat zum aufeinander bezogenen Verhalten. Die Beziehung ändert ihren Zustand und konfrontiert die Partner auf diese Weise damit, dass sich ihr Verhalten in der Beziehung – bewusst oder unbewusst – verändert hat.

Ist dieses unbeabsichtigte oder unkontrollierte Verhalten entdeckt und sind seine Motive erkannt, kann es Würdigung erfahren. Damit wird die ihm zugrunde liegende individuelle Veränderung anerkannt.

Wie geht es von da aus weiter? Letztlich hat eine Beziehung Bestand, wenn es gelingt, die Veränderung der individuellen Verfassung darin zu berücksichtigen. Der Einzelne muss in der Beziehung unterkommen, trotz und mit allen seinen Veränderungen; und eine Beziehung, in der individuelle Veränderungen unterkommen, ist zugleich eine veränderte Beziehung. Die Paaridentität muss sich also den veränderten individuellen Bedingungen anpassen. Die Partner können sich in der Folge eine neue Vorstellung von ihrer Beziehung machen, und diese Vorstellung sollte ihnen Raum geben, das Individuelle zu leben, auf das sie auch der Beziehung zuliebe nicht verzichten wollen.

4. Was in der ERLEBTEN BERATUNG geschieht

In diesem Abschnitt möchte ich beschreiben, *was* in der ER-
LEBTEN BERATUNG geschieht, um später zu erläutern, *wie* es
geschieht. In der ERLEBTEN BERATUNG wird in erster Linie
die geschilderte Funktionsweise der Selbstregulation von Beziehungen aufgegriffen. Das bedeutet ein Vorgehen in grob
gesehen vier Schritten:

- Im ersten Schritt wird der reale Zustand der Beziehung
  wahrgenommen und benannt; und er wird mit der bisherigen (so erlebten und beschriebenen) Beziehung verglichen.
- Im zweiten Schritt werden die Verhaltensanteile beider Partner am realen Beziehungszustand in Figuren verdeutlicht
  und es wird nach den Motiven dieses Verhaltens geforscht.
- Anschließend werden die jeweiligen individuellen Veränderungen anhand von Lösungsfiguren benannt und gewürdigt,
  und es wird nach Möglichkeiten gesucht, diese in der Beziehung zu berücksichtigen.
- Als letztes wird die Resonanz der Beziehung auf das veränderte Verhalten der Partner wahrgenommen.

Natürlich lässt sich diese Vorgehensweise nicht mechanisch an-
wenden, dennoch kommen diese Elemente insgesamt in unterschiedlicher Ausprägung in fast jeder Beratung vor.

Der reale Zustand der Beziehung – oder die Beziehungserwartungsstörung

Der aufrufende Faktor für eine Beratung liegt ausnahmslos in
einer unerwünschten Entwicklung der Beziehung. Es gibt kei-

nen anderen Grund, eine Beratung aufzusuchen. Wenn sich eine Beziehung nicht erwartungsgemäß verhält, wird im normalen Sprachgebrauch – und oft auch von Therapeuten – von einer »Beziehungsstörung« gesprochen. Ich finde diesen Sprachgebrauch unglücklich. Wie kann eine Beziehung gestört sein? Sie ist entweder leidenschaftlich oder langweilig oder angespannt oder aggressiv oder kämpferisch oder feindselig oder vertraut oder eingeschlafen oder aufgewacht oder beschädigt oder verwundet oder in sonst einem Zustand. Sie ist, wie sie ist. Gestört werden doch vielmehr die Erwartungen der Partner.

Es scheint daher korrekter, von einer Beziehungserwartungsstörung statt von einer Beziehungsstörung zu sprechen.

Was erwarten Partner üblicherweise? Dass eine Beziehung bleibt, wie sie einmal war und wie sie positiv erlebt wurde, lebendig, leidenschaftlich, vertraut, verlässlich oder wie auch immer. Die Partner haben eine spezifische Beziehung aufgebaut und im Laufe dieser Entwicklung haben sie sich eine Vorstellung von ihrer Beziehung gemacht. Diese Paaridentität bewirkt die stillschweigende Erwartung, dass sie durch alle Ereignisse und durch die Zeit hindurch unbeschadet erhalten bleibt, und es ist diese Erwartung, die durch reale Entwicklungen enttäuscht wird.

Die Erwartungen der Partner erfüllen sich nicht, die Beziehungserwartungsstörung ist da. Dieser Sprachgebrauch – sollte Gelegenheit sein, ihn in die Beratung einzubringen – erleichtert es den Partnern, sich mit den Vorgängen auseinanderzusetzen. Es ist nämlich leichter damit umzugehen, »dass unsere Beziehung eine unerwartete Entwicklung nimmt«, als davon auszugehen, »dass unsere Beziehung gestört ist«. Ebenso wird der Berater mehr Zugang finden, wenn er davon spricht, dass »anscheinend etwas Unerwartetes eingetreten ist«, als wenn er von »Fehlentwicklungen/Fehlverhalten« spricht. Die Frage, die auf die Behauptung einer Störung auftaucht, lautet spontan, »Was haben wir nur falsch gemacht?« Schon der Begriff der Störung suggeriert, es seien Fehler gemacht worden. Daher lassen sich in ihm leicht Konzepte verstecken, wie eine Beziehung angeblich korrekt zu führen sei.

Bei einer Erwartungsstörung sieht das anders aus. In diesem Fall ist nichts falsch gemacht worden, sondern es geschieht lediglich etwas Unerwartetes. Dann wird es sogar interessant herauszufinden, welche Erwartungen vorhanden sind und welche Entwicklung die Beziehung unabhängig davon nimmt. Statt von einer Störung von einer unerwarteten Entwicklung auszugehen, hilft Partnern und Beratern dabei, neugierig zu bleiben.

Die manchmal schwierige Entdeckung des realen Beziehungszustandes

Neugier ist nötig, um die Beziehung zu entdecken, wie sie *jetzt tatsächlich* ist. Das ist nicht so leicht, wie es sich anhört, weil die Partner mit der Paaridentität, mit ihrer Vorstellung von der Beziehung, identifiziert sind und daher den realen Zustand der Beziehung oft nicht oder nur sehr unzureichend beschreiben können.

Der Gedanke, Partner müssten ihre Beziehung entdecken, mag seltsam erscheinen. Doch wenn Probleme auftauchen ist das nötig, schon weil die Partner sich die ehemals gute Beziehung zurückwünschen und sich meist nicht mit den Hintergründen von Veränderungen befassen wollen. Sie schauen quasi gleichzeitig in die Zukunft und in die Vergangenheit — es soll so werden, wie es einmal war — setzen sich aber weniger mit der Gegenwart, mit der realen Beziehung, auseinander. Das ist ein

> Die Paaridentität erfüllt für eine Beziehung die gleichen Aufgaben, die Identität für ein Individuum erfüllt.

ganz natürliches Verhalten, dessen Absicht dem Schutz der Beziehung dient, dessen Wirkung aber in einer Verdichtung der schwierigen Situation besteht. Die Realisierung ist schwierig, weil der Blick der Partner weniger in die Gegenwart als auf die konservierte Paaridentität gerichtet ist.

Eine individuelle Identität ist wie eine unsichtbare Hülle, die die Psyche des Individuums zusammenhält und von seiner Umwelt unterscheidbar macht. Aus seiner Identität gewinnt ein Mensch die Informationen darüber, was zu seinem »Ich« gehört und was nicht. Identität ermöglicht es, sich selbst zu erkennen und zugleich damit liefert sie entsprechende Handlungsanweisungen. »Ich« bin … ein Mann … jung … handwerklich begabt … witzig … schüchtern … und weil ich weiß, wer ich bin, weiß ich auch, wie ich mich zu verhalten habe.«

Eine Identität ist insofern unverzichtbar, um von der Umwelt abgegrenzt zu sein. Allerdings ist sie auch ständig in ihrem Bestand gefährdet, und zwar durch eben diese Umwelt. Sobald nämlich etwas in die Hülle der Identität hineingerät, das dort scheinbar nicht hingehört. Der »Starke« erleidet einen Unfall und wird »schwach«. Der »Geborgene« wird vom Partner verlassen und wird »unsicher«. Die jeweilige Identität gerät ins Schwanken, der Betroffene erkennt sich nicht mehr wieder und weiß demzufolge nicht, wie er sich verhalten soll. Seine Erwartung in Bezug auf sich selbst wurde gestört.

Ebenso verhält es sich mit einer Beziehung. Sie entsteht überhaupt nur mit der Paaridentität. Die Paaridentität stellt die Hülle dar, mit der sich das Paar von seiner Umwelt abgrenzt, sie liefert die Vorstellung vom »Wir« und zugleich damit sorgt sie für entsprechende Handlungsanweisungen an die Partner. Das

Auch die Paaridentität ist durch ihre Umwelt gefährdet. Denn zur Umwelt einer Beziehung gehören nicht nur andere Menschen, sondern auch die Partner selbst, und zwar in ihrer Eigenschaft als Individuen, also als voneinander abgegrenzte Menschen.

»verständnisvolle Paar« weiß, was es zu tun und zu lassen hat, ebenso das »sorgende« oder das »erotische« Paar. Gerät nun etwas ins Augenmerk, das gegen diese Paaridentität verstößt, das scheinbar nicht zum »Wir« gehört (Streit – Eifersucht – Angst – Distanz, individuell Unterschiedliches, Sexlosigkeit etc.), sind die Partner zutiefst verunsichert, ihre Beziehung erscheint gefährdet und ihnen kommt die gewohnte Verhaltenssicherheit abhanden.

Das »Wir« grenzt das »Ich« im Sinne eines unabhängigen, eigenständigen Individuums wie selbstverständlich aus. Daher kann vom Einzelnen her jederzeit etwas in die Beziehung geraten, das dort stört, weil es unerwarteter Weise auftauchte und weil es gegen die Vorstellung von der Beziehung verstößt. Beispielsweise eine Lüge, ein Seitensprung, ein individuelles Interesse, das sich mit dem Interesse des Partners und den gemeinsamen Vorstellungen nicht verträgt etc.

Dass Erwartungen bezüglich der Beziehung gestört werden, bedeutet nun keinesfalls, dass sich die Partner dem unmittelbar zuwenden. Im Gegenteil, sie werden versucht sein, es zu ignorieren und sich stattdessen an die Paaridentität halten. Sie haben dann vielleicht schon monatelang keinen Sex mehr miteinander, halten sich aber dennoch für ein erotisches Paar. Sie streiten sich vielleicht schon lange, glauben aber dennoch, sich gut zu verstehen. Sie entwickeln sich vielleicht in verschiedene Richtungen, glauben aber dennoch, an einem Strang zu ziehen. Der reale Zustand der Beziehung wird solange als möglich übersehen, um der Enttäuschung zu entgehen, wenn deutlich wird, dass die Paaridentität in dieser Form letztlich Erinnerung und Sehnsucht, nicht aber gegenwärtige Erfahrung ist. Erst wenn die Veränderung im Zustand

> Das Paar hat bemerkt, dass etwas nicht mehr stimmt, was heißt, dass etwas nicht mit den eigenen Erwartungen übereinstimmt.

der Beziehung schließlich nicht mehr zu leugnen ist, wird eine Beratung aufgesucht.

Die Erkenntnis des realen Zustandes einer Beziehung muss sich nun gegen die Paaridentität durchsetzen. Daher nimmt die Entdeckung des realen Beziehungszustandes meist einige Aufmerksamkeit in Anspruch. Doch auch wenn Partner bemerken, dass in der Beziehung etwas nicht stimmt, fällt ihnen zuerst der Partner ins Auge. Der macht etwas falsch oder unterlässt etwas Erwünschtes. Die Ursache des Problems muss beim anderen liegen. Nur wenige Partner haben sich selbst im Blick und vermuten eine Ursache bei sich selbst. Aber auch dann bleibt der Blick auf die Personen gerichtet. Diese Personenfixierung führt dazu, dass die Partner um individuelle Bedürfnisse und Interessen und den Erhalt ihrer Vorstellung von der Beziehung kämpfen. Die Auswirkungen ihres Kampfes auf die Beziehung übersehen sie dabei lange.

Den Fokus auf die Beziehung lenken

Ich vermeide es in der ERLEBTEN BERATUNG möglichst, zu Beginn auf die handelnden Personen zu schauen oder nach so etwas wie »Ursachen« für die Situation zu suchen und diesbezüglich die Verhaltensweisen der Partner zu erörtern. Es ist sinnvoller, die mit der eingeschränkten Personenperspektive verbundenen Schuldzuweisungen und Grübeleien zu vermeiden und stattdessen nach dem *Zustand der Beziehung* zu forschen. Der Fokus wird gerade zu Anfang der Beratung erst einmal von den Personen weggenommen und auf die Beziehung gelenkt. Damit wird die Beziehung als eigenständiges Wesen betrachtet und tritt als Drittes neben den beiden Partnern in Erscheinung. Dieses Dritte ist weder *Ich* noch *Du* noch *Wir*, weil es weder die Absichten des einen noch die des anderen Partners noch die gemeinsamen Absichten darstellt, sondern weil es quasi eigene Absichten verfolgt. Diese eigenen Absichten der Beziehung ergeben sich aus dem Zusammenspiel vorwiegend unbewusst motivierter Verhaltensweisen der Partner.

Einen Namen für den realen Beziehungszustand finden

Dass eine Beziehung tatsächlich ein *Zusammenspiel* darstellt, wird auch den Partnern deutlich, sobald die reale Beziehung einen Namen erhält. Wenn zwei beispielsweise sagen, sie hätten eine »harmonische« Beziehung, geht niemand davon aus, dass sich ein Partner friedlich verhält und der andere kämpferisch. Das Verhalten der Partner muss zueinander passen, um in einem Namen erfasst zu werden.

> Der Name der Beziehung umfasst daher immer die Beteiligung beider Partner an ihrem realen Zustand.

Deshalb lässt sich über die Benennung einer Beziehung Abstand zu den Personen herstellen und der Blick auf ihr Zusammenspiel lenken. Mit dem Namen für den realen Zustand einer Beziehung wird nach einem Begriff gesucht, mit dem sich der Unterschied zur Beziehungserwartung – der Paaridentität – verdeutlichen lässt. Das heißt, die Partner sollen *dieser* Beziehung, *mit der sie unzufrieden sind und wegen deren Zustand sie in die Beratung kommen*, einen Namen geben. Das fällt ihnen meist nicht leicht, weil sie sich für den Zustand der Beziehung schämen und glauben, versagt zu haben, aber auch deshalb nicht, weil sie einen *gemeinsamen* Namen finden sollen. Um sich auf einen Namen zu einigen, sind sie gezwungen, die Beziehung zu betrachten, die Ereignisse zu reflektieren und etwas Abstand zum Geschehen zu gewinnen.

Reale und bisherige Beziehung vergleichen

Ist die Benennung der realen Beziehung erfolgt, dann wird diese womöglich als »unsicher« bezeichnet oder als »langweilig« oder als »Kampfbeziehung«, und dann kann man einen

Vergleich zur bisherigen Beziehung – mit der die Partner zufrieden waren – herbeiführen. Die »unsichere« Beziehung war bisher »verlässlich«, die »langweilige« Beziehung war bisher »spannend«, die »Kampfbeziehung« war bisher »harmonisch«. So wird die Diskrepanz zwischen Wunsch und Wirklichkeit, zwischen Paaridentität und realem Beziehungszustand, klar und deutlich, und damit sind die Voraussetzungen geschaffen, nach dem jeweiligen Anteil der Partner am realen Beziehungszustand zu forschen, ohne in die üblichen Schuldzuweisungen zu verfallen.

Die Anteile der Partner am Zustand der Beziehung – oder »Wer führt diese Beziehung?«

Mit der Benennung des realen Beziehungszustandes ist ein gewisser Abstand sowohl zu den Partnern als auch zu ihrer Beziehung hergestellt. Erst von dieser Distanz aus lohnt es dann, auf die beteiligten Personen zu schauen um herauszufinden, *wer diese reale Beziehung führt.* Sollte im Laufe der Beratung der Abstand zu den Personen oder der Beziehung verloren gehen und sollten Schuldzuweisungen ausufern, lässt sich relativ leicht in diese Distanz zurückkehren, indem man den Namen des realen Beziehungszustandes erinnert.

Figuren – die maßgeblichen Persönlichkeitsanteile

Mit der Frage, »*Wer führt diese Beziehung?*«, wendet sich die Aufmerksamkeit den Personen zu. Allerdings ist in der ERLEBTEN BERATUNG nicht die Person des Klienten »als Ganzes« von Interesse, schon deshalb nicht, weil eine Person weder in Beziehungen noch in der Beratung noch sonst wo »als Ganzes« hervortritt und niemand daher jemals einen Menschen »als Ganzes« kennen lernt. Man lernt immer nur Ausschnitte der Persönlichkeit eines Menschen kennen. Beispielsweise kann jemand im Beruf als rücksichtsloser Mensch auftreten, in seiner

Beziehung allerdings mag er sich angepasst verhalten, und in der Beratung mag er verschlossen auftreten. Es geht also um Persönlichkeitsanteile.

Eine Figur ist gewissermaßen ein einseitiger Mensch, der auf bestimmte Verhaltensmöglichkeiten festgelegt ist. An diesem Punkt der Beratung weiß der Berater, dass er es auf jeden Fall mit zwei unterschiedlichen Figurenpaaren zu tun hat. Zum einen mit dem Figurenpaar, dessen Zusammenspiel die *reale* Beziehung entstehen lässt, und zum anderen mit dem Figurenpaar, dessen Zusammenspiel die *bisherige* Beziehung kennzeichnete. Der Berater behält dieses Wissen erst einmal im Hinterkopf und greift die Frage auf, *»Wer führt diese – reale – Beziehung?«* Diese Frage wird beantwortet, indem das Verhalten der Partner, das die reale Beziehung hervorbringt, beschrieben und anschließend benannt wird. Eine Figur wird sozusagen aus der Breite möglicher Verhaltensweisen isoliert.

> Persönlichkeitsaspekte werden in der ERLEBTEN BERATUNG als Figuren bezeichnet. Eine Figur symbolisiert – in Namen und Haltung, Gedanken und Gefühlen, Überzeugungen und Reaktionen – bestimmte Persönlichkeitsanteile.

Haben die Partner ihre Beziehung beispielsweise als »beengt« bezeichnet, stellt sich die Frage, »Wer führt diese beengte Beziehung?« Es geht darum, wie sich der Mann und die Frau verhalten, damit eine »beengte« Beziehung dabei herauskommt. Die Erforschung des jeweiligen Verhaltens ergibt womöglich, dass sie von einem »Zurückhaltenden« auf der einen Seite und einer »Kontrollierenden« auf der anderen Seite geführt wird. Von wem wird eine als »langweilig« bezeichnete Beziehung geführt? Womöglich von einem »Selbstlosen« und einer »Rücksichtvollen«. Von wem wird eine »unterschwellige Streitbeziehung« geführt? Eventuell von einem »Ärgerlichen« und einer »Frustrierten«. Von wem wird eine »distanzierte« Beziehung geführt? Womöglich von einem »Gleichgültigen« und einer »Resignierten«.

Es bilden sich Figurenpaare heraus

Das Figurenpaar, das die *reale* Beziehung führt, steht notwendigerweise im Kontrast zu dem Figurenpaar, das die *bisherige* Beziehung bildete. Es lohnt, auch diese Figuren zu benennen. Das geht in der Regel recht schnell. Die »Streitbeziehung«, die von einem »Ärgerlichen« und einer »Frustrierten« geführt wird, steht dann womöglich im Kontrast zur ehemals »harmonischen« Beziehung, die vom »Nachgiebigen« und einer »Verständnisvollen« geführt wurde. Beide Figurenpaare können in der ER-LEBTEN BERATUNG erforscht werden, dennoch steht an diesem Punkt das Figurenpaar, das die reale Beziehung – die beklagte Beziehung – führt, im Vordergrund.

Figuren zu erforschen bedeutet, ihr aufeinander abgestimmtes Verhaltenssystem zu erkunden. Beispielsweise produzieren »Zurückhaltende« und »Rücksichtsvolle« eine spezifische Kommunikation, ebenso »Ärgerlicher« und »Enttäuschte« usw. Bei der Erforschung der Figurenpaare kommt es nun darauf an, diese sozusagen in »Reinform« darzustellen. So zeigen sich am ehesten die Vor- beziehungsweise Nachteile ihres Verhaltens. Erforscht wird das konkrete Verhalten, die dazugehörigen Gedanken und Gefühle, die dahinter stehenden Motive und Absichten, das spezifische Zusammenspiel des Verhaltens usw. Auf diese Weise schälen sich die Grenzen und Möglichkeiten der jeweiligen Figuren heraus; sowohl des Figurenpaares der *realen* Beziehung als auch des der *bisherigen* Beziehung.

Problemfiguren und Lösungsfiguren

Werden die beiden Figurenpaare in »Reinform« dargestellt, zeigt sich alsbald, welche Persönlichkeitsaspekte in der Kommunikation des Paares bisher zum Zuge kamen und welche bisher aus der Kommunikation ausgeschlossen wurden und sich jetzt dennoch durchsetzen. Es zeigt sich mit anderen Worten, was in der gewohnten Beziehung verboten war und was sich jetzt gewollt oder ungewollt Erlaubnis verschafft. Im Laufe dieser Verdeutlichung von bisher Gewohntem und bisher Unerwartetem und Unbekanntem werden Problem- und Lösungsfiguren zumindest in ersten Ansätzen deutlich. Als Problemfiguren bezeichne ich in der ERLEBTEN BERATUNG diejenigen Persönlichkeitsanteile, durch deren Zusammenspiel die Partner den realen Zustand der Beziehung herbeigeführt haben. Dementsprechend verstehe ich unter Lösungsfiguren diejenigen Verhaltensweisen, die in der Lage sind, etwas Neues zu tun und die Beziehung zu verändern.

> Problemfiguren sind für das Entstehen der beklagten Beziehung verantwortlich, während Lösungsfiguren für ein alternatives Verhalten stehen, mit dem sie die Beziehung verändern können.

An diesem Punkt steht allerdings noch nicht fest, wie Problem- und Lösungsfiguren genau aussehen. Die Einschätzung, was ein Problem und was eine Lösung darstellt, kann im Laufe der Beratung wechseln und tut das oft auch. Deshalb kann die vermeintliche Problemfigur jederzeit zur Lösungsfigur werden. Der Berater darf sich auch nicht davon beeinflussen lassen, was die Partner zu Beginn der Beratung als problematisch erachten und wie sie sich eine Lösung vorstellen. In dem Fall würde allzu leicht jedes Verhalten, das zwar passiert, das aber nicht den Vorstellungen der Partner entspricht – seien es Streit, Distanz, unerwünschte Gefühle oder sonst etwas Ungewohntes – gewertet und womöglich abgewertet; und damit gingen womöglich wichtige Lösungsansätze verloren. Beim Umgang mit Figuren ist auf eines zu achten: Die Bezeichnungen Problemfigur und Lösungsfigur sind Arbeitsbegriffe, sie stellen keine Urteile dar.

> Die Erforschung der Figuren findet jenseits jeder Wertung statt. Es geht allein um die *Beschreibung* eines Verhaltens und seiner Folgen.

Eine Wertung ist schon deshalb nicht angebracht, weil jeder Partner gute Gründe für sein Verhalten hat, gleichgültig, wie es sich auf die Beziehung auswirkt. Diese Gründe sind in verinnerlichten Überzeugungen zu finden, die zur Lebenserfahrung des Betreffenden gehören, in Ansichten, Meinungen, Gefühlen, Ängsten, Erinnerungen oder Hoffnungen. Außerdem beinhaltet das Verhalten bestimmte Fähigkeiten, die unabhängig

Es geht beim Umgang mit Figuren – wie überhaupt in der ERLEBTEN BERATUNG – nicht um Stellungnahme, Bewertung, Ratschlag oder sonst eine Einmischung, sondern allein um Informationsgewinnung und den sich daraus ergebenden Perspektivenwechsel.

davon gewürdigt werden können, wie sie sich in der konkreten partnerschaftlichen Situation auswirken.

Konfusion um die Figuren

In Bezug auf die Begriffe Problemfigur und Lösungsfigur kann es zu einer gewissen Anfangskonfusion auch beim Berater kommen, vor allem wenn er zu schnell zum Ziel kommen will. Deshalb empfiehlt es sich, nicht starr sondern flexibel mit diesen Begriffen umzugehen.

Ein Paar, das in der Beratung auftaucht, hat ein konkretes Problembewusstsein. Was es als »unser Problem« und was als »die Lösung« bezeichnet, hängt davon ab, wie stark die Partner an die bisherige Paaridentität gebunden sind oder ob sie sich schon teilweise daraus gelöst haben. Sie können entweder das Normale als erstrebenswert oder im Gegensatz dazu das Unerwartete als bereichernd erfahren. So wird ein Paar, das seine Beziehung als »harmonische« Beziehung beschreibt und das diese Harmonie wiederherstellen möchte, unter unkontrollierbarem Streit leiden. Es wird dann Streit als Problem und Harmonie als Lösung ansehen. Allerdings wären in diesem Fall die »Harmonischen« die Problemfiguren, weil sie Disharmonie, abweichende Meinungen und Interessen und individuelle Unterschiede aus der Kommunikation ausschließen und damit die angespannte Situation, die sich im Streit entlädt, hervorgerufen haben. Die unbeliebten »Streithähne« wären an diesem Punkt Lösungsfiguren, weil sie etwas können, das den »Harmonischen« verboten war: egoistisch sein, die eigene Meinung äußern, eigene Interessen vertreten usw.

Befasst man sich nun mit den »Streithähnen« und stellt deren positive Fähigkeiten heraus, verändert sich deren Auftreten und in Folge deren Namen, und diese Figuren werden dann womöglich als der/die »Klare« bezeichnet. »Klare« und »Harmonische« unterscheiden sich gehörig voneinander, und die Partner werden keine Probleme haben, die »Klaren« als Lösungsfiguren zu akzeptieren, ja sie werden sogar die »Streithähne« in einem positiven Licht sehen.

Der Berater kann nicht sofort wissen, wie die bisherige Paaridentität – die Normalität – eines Paares beschaffen ist, welche Komplikationen sie hervorruft und was in Bezug darauf einen Lösungsansatz darstellt. Ich umgehe solche Konfusion, indem ich es vollständig den Partnern überlasse zu definieren, was sie an einem bestimmten Zeitpunkt der Beratung als problematisch empfinden und was sie für eine Lösung halten. Im Hinterkopf habe ich allerdings, dass die jeweilige Perspektive, die die Partner einnehmen, über ihre Wertung entscheidet; und dass sich früher oder später herausstellen wird, *welches Verhalten zu der beklagten Beziehung führt und welches Verhalten diese verändern kann.* Am Ende einer Beratung ist dann klar, was unter der Problemfigur und was unter Lösungsfigur zu verstehen ist; und die Entscheidung hierüber bleibt selbstverständlich den Partnern überlassen.

Lösungsfiguren

Haben sich Lösungsfiguren – also Persönlichkeitsanteile, die in der Lage sind, die Beziehung zu verändern – gezeigt, kann man sich daran machen, ihre Ansichten, Überzeugungen, Gefühle und darüber hinaus ihre Absichten kennen zu lernen. Das geschieht unmittelbar in der Beratungssituation, indem den Lösungsfiguren ebenfalls Namen verliehen werden und indem sie aufgefordert werden, sich zu präsentieren. So entstehen alternative Verhaltensbeschreibungen zum Problemverhalten, und es besteht die Möglichkeit, dieses Verhalten vor Ort und in Gegenwart des Partners zu zeigen. Da beide Partner das tun, stehen sich in der Beratungssituation schließlich zwei Lösungsfiguren gegenüber. Diese Persönlichkeitsanteile können nun in die Beziehung eingreifen. Aus der »Zurückhaltenden« und dem »Rücksichtsvollen« werden womöglich die »Offensive« und der »Selbstbestimmte«. Aus dem »Ärgerlichen« und der »Enttäuschten« werden eventuell der »Mann mit Bedürfnissen« und die »Frau mit Wünschen«. Wie auch immer die Lösungsfiguren konkret benannt sind – ihre Namen und Eigenschaften ändern und konkretisieren sich im Laufe der Beratung –, in jedem Fall stellen sie wichtige Verhaltensalternativen dar.

Es versteht sich von selbst, dass die Lösungsfiguren eine andere Beziehung führen als die Problemfiguren. Anders gesagt: Es versteht sich von selbst, dass ein verändertes Verhalten zu einer veränderten Beziehung führt.

Die Reaktion der Beziehung

In mancher Beratung wird den Partnern ein bestimmtes Verhalten empfohlen – beispielsweise wird ihnen geraten, »lassen Sie sich mehr Freiraum, dann werden Sie auch wieder interessant füreinander«. Von solchen Ratschlägen halte ich wenig, weil niemand weiß, wie die Beziehung auf ein verändertes Verhalten reagieren wird. Wenn schon ein Ratschlag gegeben wird, dann sollte zumindest der Zusatz »... und stellen Sie dann fest, wie die Beziehung reagiert« angefügt werden. Eine Beziehung kann nämlich völlig unerwartet reagieren. Statt durch den größeren Freiraum interessant füreinander zu werden, kann sich ein Paar völlig entfremden, während ein anderes Paar tatsächlich aufeinander zugeht. Niemand kann das voraussehen, aber das ist auch nicht nötig.

Die Partner haben in Gestalt der Lösungsfiguren neue Verhaltensmöglichkeiten zur Verfügung, und sie erproben diese bereits in der Situation, in der das neue Verhalten erarbeitet und erforscht wird, also in der Beratungssituation. Deshalb lässt sich gleich vor Ort eine erste Resonanz der Beziehung feststellen. Wenn ein Paar beispielsweise eine »vernünftige/partnerschaftliche« Beziehung führte und sich nun als Lösungsfiguren ein »Einsamer« und eine »Vernachlässigte« gegenüberstehen, also zwei sehr emotionale Figuren, findet ein erster Austausch über deren Befindlichkeit statt. *Einsamer* und *Vernachlässigte* können erzählen, wie es ihnen geht, wie sie die Vergangenheit erfahren haben, welche Bedürfnisse und Wünsche sie haben, wovon sie träumen etc. Zugleich damit lässt sich erleben, welche Beziehung zwischen *diesen beiden Lösungsfiguren* in diesem Augenblick entsteht. Es kann eine »zärtliche« Beziehung sein oder eine »weiche« oder sonst wie benannte Beziehung. Die bisherige »vernünftig/partnerschaftliche« Beziehung zeigt ihre Resonanz, indem sie sich verwandelt; und die Partner können feststellen, welche Auswirkungen ihr verändertes Verhalten soweit hat.

Natürlich kann die Resonanz der Beziehung auch unerwünscht sein, weil sich Persönlichkeitsanteile zeigen, die keine Verbindung miteinander eingehen möchten. Stellen wir uns beispielsweise vor, ein Mann erklärt sich zum »Selbstbestimmten« und verkündet: *»Ich schlafe ab sofort nur noch mit dir, wenn ich Lust auf Sex habe«*. Das erfordert Mut, denn keiner weiß, wie die Partnerin damit umgehen wird. Diese erklärt sich nun womöglich zur »Unabhängigen« und reagiert entsprechend. Sie kann dann zurückhaltend werden oder ihre Lust außerhalb der Beziehung ausleben oder sonst etwas Unvorhersehbares tun.

Welche Beziehung *Selbstbestimmter* und *Unabhängige* haben werden, zeigt sich in der Beratung in ersten Ansätzen. Die Beziehung mag »spannend« werden oder »distanziert« oder sonst wie. Die schließliche Resonanz der Beziehung auf Verhaltensänderungen der Partner wird sich im Laufe der Zeit im Alltag herausstellen. Vielleicht fördert die sexuelle Selbstbestimmung und Unabhängigkeit die Lust der Partner darauf, etwas Neues miteinander auszuprobieren. Vielleicht aber stellt sich die Lust nicht mehr ein und der Sex in der Beziehung hört auf.

Die Resonanz der Beziehung auf ein verändertes Verhalten lässt sich nicht vorhersehen. Man kann bestenfalls sagen, dass das Verhalten der Lösungsfiguren den Individuen entspricht, dass es eine individuelle Authentizität darstellt. Die Feuerprobe der Lösungsfiguren findet daher außerhalb der Beratung statt, im Alltag. Dort werden sie zwar nicht in »Reinform« auftreten, aber sie werden ihren Beitrag zur Beziehung leisten.

Leitfiguren

Lösungsfiguren lassen sich aus der ERLEBTEN BERATUNG mitnehmen. Die Partner können sich in schwierigen Situationen an diese Figuren erinnern und sich in sie hineinversetzen. So werden Lösungsfiguren für sie zu Leitfiguren, also zu Beratern in den Wirrnissen des Alltags.

Eine Leitfigur stellt eine veränderte Identität dar und bietet die Möglichkeit, diese Identität bei Bedarf aufzusuchen. Dazu erinnert man ihren Namen und ihre Haltung und Überzeugungen etc. Sie wird so zu einem passenden Ratgeber und zur Orientierungsgestalt bei konkreten Entscheidungen. Der Schlüssel liegt darin, nicht als »Ich« zu entscheiden, nicht als Herr Müller oder Frau Meier oder als Gerd oder Lisa, sondern als »dieser« oder »diese«.

Es kommt in der ERLEBTEN BERATUNG in erster Linie nicht darauf an, *was* getan wird, sondern *wer* etwas tut.

Die Frage lautet nicht, »Was würde ich tun?«, sondern »Was tue ich als die Lösungsfigur, als … Selbstbestimmter … Mitteilsame … Aufrechter … Unabhängige?« etc. Veränderung – im individuellen wie im Beziehungsbereich – ergibt sich nämlich selten aus der Frage, *was* man tun sollte oder könnte – diese Frage ist relativ leicht zu beantworten. Veränderungen brauchen jemanden, *der* das auch tut. Veränderungen ergeben sich aus dem Identitätswechsel, den die Leitfigur anbietet.

Stellt ein Klient die Frage, was er in einer bestimmten Situation tun oder lassen sollte, kann ihn der Berater an die Leitfigur erinnern und seinerseits fragen, »Was würde dieser/diese tun?«. Wie würde die »Klare« mit der Situation umgehen? Wie der »Ehrliche«? Wie die »Liebende«? Wie der »Aufrechte«? Aus der veränderten Identität der Lösungsfigur heraus weiß jeder Partner sehr genau, was zu tun ist. Man braucht einem »Selbstbewussten« nicht zu erklären, was er zu tun hat, oder einer »Unabhängigen« zu sagen, was sie tun soll. Derjenige, der diesen Begriff gewählt hat, verbindet eine für ihn sinnvolle Vorstellung und Handlungsorientierung damit, er braucht deshalb keine weitere Anleitung zur Umsetzung der Leitfigur, als die, die er bereits in sich trug, weil die Leitfigur ja aus seinen Handlungsimpulsen abgeleitet wurde.

Aussichten

Selbstredend ist in einer Beziehung wie auch im individuellen Leben die Lösung von jetzt das Problem von gleich oder von später, weil niemand wissen kann, welche Probleme mit einer veränderten Paaridentität unter veränderten Umständen, wie sie die Zukunft mit sich bringt, verbunden sein werden. Deshalb ist es auch meist sinnvoller, von Bewältigungen auszugehen als von Lösungen, weil Lösungen irgendwie versprechen, für immer zu gelten, Bewältigungen hingegen betonen, dass mit einer konkreten Situation umgegangen werden soll. Wenn ich dennoch von Lösungen spreche und von Lösungs-

figuren, dann komme ich dem Sprachgebrauch und den Vorstellungen der Partner entgegen, die mit dem Begriff Lösung zumeist mehr anfangen können als mit dem Begriff der
Bewältigung.

5. Wie in der ERLEBTEN BERATUNG gearbeitet wird

Im vorigen Abschnitt habe ich beschrieben, *was* in der ER-
LEBTEN BERATUNG geschieht. Die reale Beziehung wird benannt und mit der bisherigen verglichen, die Verhaltensanteile
beider Partner werden in Figuren verdeutlicht und erforscht, es
wird nach Lösungsfiguren gesucht und die Resonanz der Beziehung auf deren verändertes Verhalten wird wahrgenommen.
Nun ist danach zu fragen, *wie* diese Schritte umgesetzt werden.
Das geschieht auf erlebnisorientierte Weise. Die beschriebene
Vorgehensweise der ERLEBTEN BERATUNG ließe sich auch
durch Gespräche praktizieren, dann wäre sie allerdings kaum
erlebt, ich müsste das Attribut streichen und einfach von Beratung sprechen. ERLEBTE BERATUNG bezieht ihren Namen
daher, dass sie sich nicht allein des Gesprächs, sondern auch
intensiver nonverbaler Mittel bedient. Dazu gehören vor allem
die Methoden der Verkörperlichung und der Verräumlichung,
die ich gleich erläutern werde.

Nonverbale Arbeitsmittel

Nonverbale Mittel weisen gegenüber einem reinen Gespräch
Vorteile auf. Eine wesentliche Wirkung besteht in der Verlangsamung und Verdichtung, die auf diese Weise erreicht wird. Ein
Wort oder eine Formulierung ist schnell dahin geworfen. In
Gesprächen finden meist gedankliche Äußerungen statt, und
dabei kommt wenig Neues heraus, weil sich die Partner ja
bereits jede Menge Gedanken gemacht und viele Gespräche
geführt haben und dennoch nicht weiter gekommen sind. In
ihren Gedanken treffen Klienten vorwiegend auf ihre Identifikation und drehen sich im Kreis. Zudem fragen sie sich meist,

was sie tun könnten, aber solange sie in ihrer individuellen Selbstvorstellung und der Paaridentität gebunden sind, ist da niemand, *der* das tun könnte.

Das Gespräch bietet vor allem Gedanken eine Ebene. Gefühle kommen darin selten zu der Geltung, die ihnen zusteht. Die sprachliche Ebene lässt sich am leichtesten kontrollieren; wer sich auf ihr bewegt, kann sich relativ sicher innerhalb seiner Identität halten. Diejenigen Informationen aber, die für die ERLEBTE BERATUNG von besonderem Interesse sind – also Informationen von außerhalb der individuellen Identität und der Paaridentität – tauchen im Wortinhalt allenfalls andeutungsweise auf. Wenn jemand beispielsweise sagt, »Ich bin dir eigentlich nicht böse«, so weist das Wort »eigentlich« auf eine Auslassung hin, und die könnte interessant sein. Meist gelingt es den Klienten im Gespräch jedoch, ihre Mitteilungen abzuschleifen, so dass sie sagen »Ich bin meinem Partner nicht böse«. Aus diesen Worten ergibt sich wenig, das aufgegriffen werden könnte; und wenn, dann meist erst in relativ aufwendigen und langwierigen Erörterungen.

Da sich verbale Mitteilungen recht gut kontrollieren lassen, zeigen sich Informationen, die nicht aus der Identität stammen, deutlicher auf anderen Ebenen der Wahrnehmung. Beispielsweise auf der Gefühlsebene, in Phantasien, in körperlichen Vorgängen oder in Gesten und Haltungen und im gesamten Beziehungsverhalten. Diese Ebenen sind im Allgemeinen mit weniger Bewusstsein besetzt und bieten sich aus diesem Grund dem Nicht-Ich an, dort aufzutauchen. Es geht in der ERLEBTEN BERATUNG deshalb vorrangig darum, diese Ebenen aufzusuchen und sich dort eine Weile aufzuhalten.[12]

Zeigen was passiert

Natürlich gehört auch das Gespräch in die ERLEBTE BERATUNG, aber vor allem geht es darum, das was passiert zu *zeigen*. Beim Zeigen wird außer mit Worten auch mit Gesten, Bewegungen, mit Lauten, Haltungen und räumlichen Elementen kommuniziert. In dieser umfassenderen Kommunikation sind Informationen vom Bereich jenseits einer fixierten Identität leichter zu erkennen. Darüber hinaus kann jemand, der *zeigt*, dass er wütend ist – beispielsweise durch eine Geste oder einen Laut – sich besser mit dem Gefühl verbinden und seinen Informationsgehalt erfahren. Wer mit den wesentlichen Elementen der ERLEBTEN BERATUNG umgeht, wird feststellen, wie umfassend die Informationen sind, die in kleinen, abgegrenzten Situationen vorhanden sind, und wie hilfreich Verlangsamung und Verdichtung dabei sind, diese Informationen zu erkennen und auszuschöpfen.

Das Verkörperlichen von Empfindungen

Verkörperlichen bedeutet, eine Empfindung sichtbar – hörbar – spürbar werden zu lassen. Natürlich ist das jede Empfindung in Ansätzen, aber oft bleibt es dabei, die Empfindung zu streifen, wodurch ihre Bedeutung verloren gehen kann. Durch Verkörperlichen lässt sich die Empfindung isolieren, identifizieren und ausbreiten und so auf ihre Bedeutung hin erfahren.

Wenn ein Klient beispielsweise sagt, »Ich bin schon manchmal ärgerlich, aber das spielt keine große Rolle, schließlich habe ich viel Verständnis für meinen Partner«, könnte man ein Gespräch über den Ärger oder das Verständnis beginnen. Dieser Ansatz scheint zeitaufwendig und oft wenig Erfolg versprechend. Stattdessen könnte man denjenigen auffordern, den Ärger zu *zeigen*, den er manchmal empfindet. Damit wäre ein Vorschlag zur Verkörperlichung von Abläufen, in diesem Fall von inneren Abläufen, gemacht. Solch ein Vorschlag zur Verkörperlichung von Empfindungen löst oft erst einmal Verwirrung aus. Wie zeigt man Ärger? Die Frage an den Beratenen könnte dann beispielsweise lauten, »Wie merken Sie, dass Sie manchmal ärgerlich sind?« Die Antwort darauf kann auf eine

Verkörperlichung hinauslaufen, beispielsweise eine Geste, einen Laut oder eine Körperhaltung. Derjenige ballt vielleicht eine Faust, schnauft wütend oder stampft mit dem Fuß auf. Man könnte den Ärger auch zeichnen oder tanzen oder sonst wie *nonverbal* ausdrücken. Auf solche Weise wechselt man die Wahrnehmungsebene, und aus der Schilderung von Ärger wird eine schon tiefere *Erfahrung* des Ärgers. Der Ärger wird in Bewegungen oder Lauten ausgedrückt und damit fühlbarer. Zugleich entsteht auf diese nonverbale körperliche Ausdrucksweise eine Figur, die eine bestimmte Haltung, einen Gesichtsausdruck, eigene Gedanken und eigene Gefühle hat.

Persönlichkeitsaspekte isolieren und lebendig werden lassen

Um die Figur, nennen wir sie in diesem Fall »der Ärgerliche«, entstehen zu lassen, hat sich der Klient nun bereits mehrere Minuten mit seinem Ärger befasst, und zwar ausschließlich mit dem Ärger. In der verbalen Äußerung »Ich bin schon manchmal ärgerlich, aber das spielt keine große Rolle ...« hat er noch versucht, diesen beiseite zu schieben. Nun ist er durch die Verkörperlichung aufgefordert, nichts anderes als dieser Ärger zu sein, in einer für ihn akzeptablen Ausdrucksform, aber dennoch in »Reinform«.

Eine Verkörperlichung von Empfindungen führt dazu, bestimmte Persönlichkeitsteile zu isolieren und zum Leben zu erwecken und auf die Bühne der Beratung und auch der Partnerschaft einzuladen. Wenn der Beratene in Haltung, Gesichtsausdruck und Worten »der Ärgerliche« ist, kann der Berater oder der Partner mit diesem sprechen oder agieren, und der Klient kann sich erlauben, einseitig zu sein. Klient und Berater wissen, dass diese Figur nicht den ganzen Menschen darstellt, sondern lediglich einen Aspekt seiner Person, und daher kann dieser Aspekt genüsslich und in Ruhe ausgelebt werden. Auch dabei gehört zu den wesentlichsten Haltungen des Beraters Neugier und Akzeptanz.

Umgang mit Identifikation

Wie immer der Beratene sich vorher gesehen und dargestellt hat – in diesem Beispiel als »Verständnisvoller« – jetzt ist er darüber hinaus auch ein »Ärgerlicher«. Damit ist er außerhalb seiner Identifikation geraten. Der Verständnisvolle würde niemals zugeben, dass Ärger eine große Rolle in seinem Leben spielt, weil er seine Identität schützen will, zumindest so lange wie keine sinnvollere Identität in Aussicht ist.

Aus diesem Grund darf man die Person eines Klienten nicht auf eine Figur von außerhalb der Identifikation festlegen, auch wenn sich dieser Persönlichkeitsanteil in der Beratung zeigt. Das würde den Klienten nur dazu verleiten, seine gewohnte Identität zu verteidigen, was nicht fruchtbar wäre. Sätze wie »Sie sind ganz schön ärgerlich« oder Aufforderungen wie »Raus mit dem Ärger« oder gar Angriffe wie »Geben Sie es doch zu, dass sie ärgerlich sind« sind meist fehl am Platz. Schließlich geht es darum, das *Interesse* des Beratenen an dieser Seite seiner Persönlichkeit zu wecken. Dazu bietet man ihm erst einmal die Möglichkeit an, diese Figur als außerhalb seiner Identifikation zu denken. Statt also zu behaupten, »Sie sind ein ärgerlicher Mensch« und damit eine Generalisierung in die Welt zu setzen (niemand ist nur ärgerlich), spricht man die dargestellte Figur an und sagt beispielsweise »Da scheint mir *jemand* ganz schön ärgerlich zu sein«. Da der Beratene diese Figur gerade gezeigt hat oder noch zeigt, wird er in den meisten Fällen dieser distanzierten Bemerkung zustimmen, mit dem Kopf nicken oder lächeln oder die Wahrnehmung auf andere Weise bekräftigen. Anschließend kann man diese Figur dann benennen, sie auf Vorschlag als »den Ärgerlichen« bezeichnen oder den Klienten fragen, »Wie würden Sie diesen nennen?« oder ihn fragen, ob er es auch so sieht, dass es neben dem »verständnisvollen Herrn Meyer« *manchmal* auch einen »ärgerlichen Herrn Meyer« gibt oder neben der »harmonischen Frau Müller« manchmal auch eine »biestige Frau Müller«. Wenn der Klient zustimmt, ergibt sich eine Möglichkeit, diese Figur weiter zu erforschen. Stimmt der Klient nicht zu, braucht man nicht aufzugeben, sondern kann fragen, »Wer hat denn gerade diese Geste/diesen Laut getan?« – ob das der »Verständnisvolle« oder die »Harmonische« war. Da diese Geste nicht zu diesen Identitäten passt, kann man dann herausfinden, wie *so jemand* genannt werden würde. Man kann sein eigenes Interesse und seine Neugier auf diese Figur kundtun und klarmachen, dass man sie gern besser kennen lernen möchte, und weil man anerkennt, dass der Beratene diese Figur nicht *ist*, stehen die Chancen dafür recht gut, dass er sich in sie hinein versetzt.

Benennen von Figuren

Beim Benennen von Figuren stochert man also nicht in der bisherigen Identifikation herum und versucht nicht, diese zu zerbröseln, sondern bietet die Möglichkeit an, das Nicht-Ich erst einmal genau so wahrzunehmen: Als »nicht Ich«, als »der« oder »die« Figur. Selbst wenn diese Figur wie ein Fremder behandelt wird, und selbst wenn der Klient meint, nicht viel mit ihr zu tun zu haben, nähert er sich ihr kontinuierlich, solange er sich mit ihr beschäftigt. Es ist mir noch kein Fall begegnet, in der Klienten nach einer Weile nicht erkannt haben, dass sie »das auch« oder zumindest »das manchmal« sind. Mit dieser Erkenntnis oder diesem Eingeständnis hat der Klient einen Schritt aus seiner gewohnten Identifikation in eine andere getan, eine andere Vorstellung von sich entworfen, er hat sich anders gedacht, gefühlt und beschrieben als er das normalerweise tut. Er kann sich – bezogen auf das Thema, wegen dem er in die Beratung kommt – jetzt nicht mehr nur

> Auf diese Weise kann man durch die Arbeit mit Figuren auf effektive Weise Lebensäußerungen integrieren, die außerhalb einer Identifikation liegen und damit das Ziel verfolgen, die Identität zu erweitern.

als »Verständnisvoller« denken und beschreiben, sondern auch als »Ärgerlicher«; und deshalb stehen ihm nun die Äußerungsmöglichkeiten des »Ärgerlichen« als Informationsquellen und dessen Anliegen als Kommunikationsinhalte zur Verfügung. Nebenbei hat der Partner den ganzen Vorgang verfolgt und ist in den meisten Fällen erleichtert, weil er dem »Ärgerlichen« schon vielfach begegnet ist, während das von seinem Partner gleichzeitig geleugnet wurde: »Ich bin doch gar nicht ärgerlich, ich habe doch so viel Verständnis für dich«.

Wenn jemand beispielsweise fremdgeht und sagt, das sei ein Versehen oder ein Ausrutscher gewesen und im Grunde sei er ein treuer und zufriedener Mensch, kann man erforschen, *wer* denn da fremdgegangen sei und welche Bedürfnisse *der* hat und diese Bedürfnisse von einer Figur verkörpern lassen. Der heißt dann womöglich »die Lebendige« oder »der Abenteurer« oder einfach »Gier« oder »Hunger«. Von dieser Figur kann man dann die Motive ihrer Handlungen erfahren, wenn man sie als Figur anspricht und nicht als »Herrn Meyer« und »Frau Müller«. Der Berater spricht die Figur, nicht die Person an. Er fragt »die Lebendige« nach ihren Meinungen, Absichten, Überzeugungen und nach den Motiven ihrer Handlungen. Damit werden Bedürfnisse deutlich, die bisher aus der Kommunikation zum Partner herausgehalten wurden, und die Partner können sich damit befassen, ob und wenn ja, wie sie sich diesen Bedürfnissen gemeinsam zuwenden wollen.

Ein interessantes *Beispiel* dafür, wie ein außerhalb der Identifikation liegendes Verhalten durch die Benennung einer Figur angenommen wurde, gibt ein Mann namens Peter. Der Mann ist 58 Jahre alt und steht im Alltag zwischen zwei Frauen. In eine hat er sich verliebt, mit der anderen ist er seit 35 Jahren verheiratet. Er leidet darunter, zwischen den Frauen hin und her gerissen zu sein und glaubt, sich für eine der beiden entscheiden zu müssen. Die Frauen fordern das auch von ihm, aber er kann sich nicht für eine von beiden entscheiden.

Peter kommt allein zur Beratung und erzählt, in seiner Ehe ginge es ihm nur zu 50% gut, und mit der Geliebten würde er nicht zusammenziehen wollen, selbst wenn er seine Frau verließe. Er würde eine eigene Wohnung behalten und die Beziehung von dort aus führen. Er wüsste aber nicht, was zu tun sei, und er fühle sich sehr elend. Der Berater hat zugehört und nach der Figur gesucht, die da erzählt. Er sagt nun: *»Da sitzt also ein Mann vor mir, der eine Frau und eine Geliebte hat. Ein Mann der sagt, seine Ehe sei nur zu 50% gut und mit seiner Geliebten würde er nicht in einer Wohnung leben wollen. Ein Mann, der offensichtlich beides will, der sich nicht entscheidet und der es darauf ankommen lässt, dass eine oder beide Frauen von sich aus fortgehen. Wie würden Sie so einen Mann nennen?«*

Nach einiger Überlegung taucht schließlich ein passender Begriff auf. *»Das ist ein ziemlich verwegener Mann.«*

Berater: *»Nennen wir ihn den »Verwegenen?«*

Peter lächelt nun versöhnlich und sagt: *»So sehe ich mich eigentlich nicht.«*

Genau das ist der Punkt. Der Mann sieht sich bisher als angepasst und als Opfer, aber was er im Alltag bereits tut, liegt außerhalb dieser Identität, weshalb er unter seinem Verhalten und dem Druck der Frauen leidet und mit einem schlechten Gewissen herumläuft. Durch die Figur des »Verwegenen« erkennt er, dass dieses Verhalten doch zu ihm gehört, dass ein Teil seiner Persönlichkeit offensichtlich verwegene Dinge tut und tun will und dass es ihn sogar weiterbringt. Der Verwegene ist eine Lösungsfigur, eine Leitfigur, eine neue Identität, der man einige Entscheidungen überlassen sollte.

Es ist in diesem Beispiel leicht nachvollziehbar, wie die Lösung im Problem vorhanden war. Der Verwegene hatte schon das Zepter übernommen, während die Identifikation noch auf dem »Zaghaften« lag. Jetzt kann der Mann sich »so sehen« und hinter seinem Verhalten stehen. Als »Verwegener« kann er eine Menge tun, zu dem er bisher nicht in der Lage war. Um was es sich dabei handelt, das lässt sich in der Beratung erforschen, indem der Mann die Figur verkörperlicht und gemeinsam mit dem Berater erforscht. (Der Verwegene richtet sich auf, hat ein Lächeln auf den Lippen, zeigt sich witzig, frech und wagemutig, äußert Dinge, die ihm bis dahin nicht über die Lippen kamen, grenzt sich von den Frauen ab, beschreibt eigene Lebensziele …) Der Mann hat viel Spaß an der Figur. Was er davon mit in den Alltag nimmt, bleibt ihm überlassen. Er könnte beispielsweise … dafür kämpfen, mit beiden Frauen zusammen zu sein … eine Trennung verkraften … sich mit seiner Frau über die Beziehungsqualität auseinandersetzen … oder etwas anderes tun.

Figuren erkennen

Das Beispiel zeigt auch, wie ich in der ERLEBTEN BERATUNG mein Gegenüber, den Klienten, betrachte. Wenn jemand zu mir kommt und mir etwas Bestimmtes erzählt, richte ich meine Aufmerksamkeit nicht auf die Person als Ganzes – die ich doch nie kennen lernen werde – sondern frage mich, wer da zu mir spricht oder wer das alles erzählt oder wem ich in diesem Moment begegne. Ich richte meine Aufmerksamkeit also auf einen Persönlichkeitsaspekt und gebe diesem stillschweigend einen Namen, den ich früher oder später testen werde.

Eine Frau beispielsweise, die sich über ihren Mann beschwert, seinen Egoismus geißelt, ihn verurteilt, sehe ich nicht als »Frau Helm«, sondern je nachdem, mit welchen Gesten und Worten und mit welchem Ton sie spricht, als eine »einsame Frau« oder als eine »enttäuschte Frau«. Testen kann ich diese Figur beispielsweise, indem ich sage, »Mir scheint, da spricht eine sehr einsame Frau.« Wenn die Frau zustimmt – sie mag nicken, weinen oder erleichtert aufatmen – kann ich mein

Interesse an »dieser Frau« kundtun und sagen, ich würde »diese einsame Frau gern besser kennen lernen … ihre Gefühle … Hoffnungen … Träume …«.

Einen Mann, der sich über seine dominante Frau beklagt, sehe ich nicht als »Herrn Gundig«, sondern als die Figur, die sich aus seinen Verhaltensbeschreibungen ergibt, beispielsweise als »Nachgiebigen«. Die Bemerkung, »da scheint jemand sehr Nachgiebiges in der Beziehung am Werk zu sein«, eröffnet dann die Erforschung dieser Figur mit ihren Überzeugungen, mit den Vorteilen, die dieses Verhalten bringt und auch den Nachteilen (was dann in Richtung Lösungsfigur geht).

Vor kurzem erhielt ich eine Beratungsanfrage per E-Mail. Die Frau beklagte sich darüber, dass sich Männer sehr schnell vor ihr zurückziehen. Zugleich betonte sie im Schreiben, sie wäre dankbar für meine »vorzügliche Beratung« (es hatte noch gar keine stattgefunden) – sie wäre so froh, dass es mich gibt (ich hatte noch gar nicht geantwortet) und sie sei sicher, dass ich ihr weiterhelfen würde (ich hatte noch keiner Beratung zugestimmt) und dass sie mir jetzt schon zu großem Dank verpflichtet sei. Darüber hinaus enthielt ihr Schreiben eine Reihe intelligenter und interessanter Bemerkungen über Männer und Frauen. Für mich war nun die leitende Frage, *mit wem* ich es in diesem Brief zu tun hatte. Welcher Frau begegnete ich in diesem Schreiben? Welche Figur zeigte sich in diesem Brief? Ich glaube, ich begegnete einer Frau, die mich in ihre Bedürfnislage einordnete und die eine Beziehung zu mir entwarf, bevor eine zustande kam. An diesem Punkt könnte man sie »die Vereinnahmende« nennen, und in einer Beratung könnte man diesen Namen daraufhin testen, ob er angenommen wird. Dann könnte man »die Vereinnahmende« besser kennen lernen, und damit würde die Frau sich selbst und ihre Wirkung auf Männer besser verstehen.

Kein Mensch kommt in die Beratung, weil er als »ganze Person« nicht klarkommen würde. Jemand kommt, weil er über bestimmte Persönlichkeitsaspekte stolpert oder andere vermisst. Man braucht sich also nicht mit dem Menschen zu befassen, sondern es genügt, sich mit den Persönlichkeitsanteilen zu befassen, die sich in der Beratung zeigen. Dazu allerdings gehört die Flexibilität, sich auch solchen Aspekten zuzuwenden, die überraschend und unerwartet auftauchen. Festlegen auf eine bestimmte Figur darf man den Klienten nicht, weil sich selten ein Persönlichkeitsaspekt alleine zeigt, und weil es oft auf die Figuren ankommt, die im Hintergrund stehen und die nicht sofort präsentiert werden. Häufig erweisen sich diese als Lösungsfiguren. Beim Umgang mit Figuren ist wie in der gesamten ERLEBTEN BERATUNG daher Offenheit und Neugier gefragt.

Figuren haben in der Beziehung ein Gegenüber

Ist bei einem Partner eine Figur deutlich geworden, kann man nach ihrem Gegenüber forschen. Also nach der Reaktion des anderen Partners auf bestimmte Verhaltensweisen. So wird das Zusammenspiel von Figuren deutlich und damit die Abfolge von Reaktionen und der Ablauf von Automatismen aufgrund nicht reflektierter Meinungen und Überzeugungen, die sich hinter Gefühlen verbergen. Wenn sich ein Klient beispielsweise darüber beschwert, sein Partner würde ständig Streit provozieren und einen Machtkampf führen, während er selbst friedlich sei, kann man herausfinden, wie er auf die Provokationen des Partners reagiert und diese Reaktion von einer Figur verkörperlichen lassen. Die heißt dann vielleicht »der Verschlossene« oder »die Guerillakämpferin«. Diese Figur kann man agierend und spielerisch zum Leben erwecken, sie Gesten und Laute und Aktionen ausführen lassen oder Interviews mit ihr führen, und sich auf dem Weg mit ihr anfreunden. Dann wird sich zeigen, auf welche Weise der Partner am beklagten Machtkampf beteiligt ist. Man kann nämlich auch kämpfen, indem man Äußerungen unterlässt – als Verschlossener – oder indem man hinterrücks angreift – als Guerillakämpferin durch bissige Bemerkungen, Sticheleien oder Leugnungen.

Interaktion und Erforschung von Figuren

Wenn ein Partner eine Figur gefunden hat und der andere Partner sein Verhalten ebenfalls in einer Figur verkörperlicht, kann man die Interaktion dieser Figuren erforschen. Wenn der »Ärgerliche« dies oder jenes tut, dann reagiert »die Enttäuschte« so … So klärt sich nach und nach das Zusammenspiel der Figuren.

An diesem Punkt sei daran erinnert, dass das Ziel der ERLEBTEN BERATUNG darin besteht, *neue* Informationen zu sammeln und nicht darin, möglichst viele Informationen zu gewinnen. Deshalb kommt es auf Verlangsamung und Intensivierung der dargestellten Interaktion und nicht auf schnelle Abläufe an. Nehmen wir an, ein Mann sagt, »Sie schnürt mir die Luft ab«, und er stellt mit seiner Partnerin dieses Sprachbild dar, dann sieht man wahrscheinlich eine Frau, die einem Mann den Hals zudrückt und einen Mann, der dies aushält. Dies sind diejenigen Figuren, die – in Bezug auf ein bestimmtes Beziehungsthema oder den Zustand der Beziehung – am Werk sind, also Problemfiguren. Nun geht es nicht darum, möglichst bald eine Aktion herbeizuführen, sondern *genau diese Situation* gründlich zu erforschen. Es gibt eine Menge interessanter Fragen, die der Berater aus reiner Neugier stellen kann. Wie taucht *ihr* Zudrücken im Alltag auf? Durch Worte oder Gefühle oder wie sonst? Was bedeutet *sein* Aushalten im Alltag? Macht er gute Miene zum bösen Spiel oder schweigt er tapfer? Welche innere Überzeugung erfordert es, dass *sie* sich so verhält, und ebenso bei *ihm*: Was macht seine Reaktion notwendig? Wie fühlt es sich für ihn und für sie an, das zu tun?

Um die Antworten der Figuren und nicht Meinungen der Partner darüber zu erhalten, darf man solche Fragen nicht an »Herrn Müller« oder »Frau Meyer« richten, sondern an die

»Würgerin« und den »Starken« – falls das die Namen sind, die die Partner für die Figuren gewählt haben. Hierauf muss der Berater achten, sonst erhält er schnell eine Antwort, die nicht von der dargestellten Figur, sondern von einem anderen Persönlichkeitsaspekt der Beratenen stammt. Zum gründlichen Erforschen ist es nötig, längere Zeit – einige Minuten oder auch länger oder immer wieder – die Figuren zu verkörpern, mit Gesichtsausdruck, Stimmlage, Aktion und den dazugehörigen Gefühlen, was oft anstrengend ist. Aber diese Anstrengung ist sinnvoll: Sie trägt zur Verdichtung des Erlebens bei und provoziert alternative Reaktionen.

Die Provokation von Lösungsfiguren

So wird der »Starke« nach einiger Zeit keine Lust mehr haben, die Situation auszuhalten und wird unwillkürliche Reaktionen zeigen. Beispielsweise greift er die Hand der »Würgerin«, um sie von seinem Hals zu lösen. Diese scheinbar kleine Geste beinhaltet eine ganze Menge an interessanten Informationen. Es lohnt sich sie zu erforschen, denn sie stammt offensichtlich nicht von dem »Starken«, dessen Merkmal es in diesem Fall ja ist, tapfer auszuhalten. Die Geste kann beachtet und wiederholt werden und währenddessen können eine Reihe von Fragen beantwortet werden, beispielsweise:

- Wie ist es, gewürgt zu werden? (Es tut mir weh ... macht mich wütend ... traurig ... ich entschwinde .. oder sonst etwas)
- Was will die Hand? (Luft verschaffen ...)
- Was sagt die Hand? (Lass das, hör auf mich zu würgen ...)
- Wem gehört die Hand? (Jemand Empfindsamem ...)

Es mag einige Minuten dauern, aber die Antworten auf diese Fragen werden nicht vom »Starken« kommen, sondern von einem anderen Teil der Person, der durch die Verkörperlichung hervor gerufen wurde. Nach einer Weile ist eine neue Figur hervorgetreten, die einen anderen Namen trägt, andere Gedanken und Gefühle hat und sich anders verhält als der »Starke«. Die Figur trägt vielleicht den Namen »Empfindsamer« und ist eine Lösungsfigur. In diesem Fall – es handelt sich um ein Beispiel aus der Praxis – ließ die »Würgerin« augenblicklich los, als sie den Namen »Empfindsamer« vernahm. Auch das ist wiederum eine interessante Information, mit der sich wunderbar weiterarbeiten lässt. Befasst man sich jetzt mit der »Würgerin«, stellt sich heraus, wozu sie dies tut und was sie dazu veranlasst, zu würgen, und was sie dazu brachte, es einzustellen. Hier war es, um es in den Worten der Frau auszudrücken, *»dass ich gespürt habe, was er fühlt, dass er ein Gefühl gezeigt hat«*. Mit diesen Worten wird die Frau traurig. Die »Würgerin« hat sich in die »Traurige« verwandelt, die ebenfalls eine Lösungsfigur darstellt, interessanter Weise ebenfalls eine empfindsame Gestalt.

Die beiden Lösungsfiguren verfügen über eine besondere Fähigkeit: Sie können beide empfindsame Gefühle zeigen. Das sollte in der Beratung schon geschehen, ohne Druck selbstverständlich, aber der Raum dafür sollte angeboten werden, um diese Persönlichkeitsanteile zu würdigen und die beginnende Änderung der Identität zu festigen. Wenn die Partner nun in der Beziehung als »Empfindsamer« und »Traurige« auftreten und sich auf dieser Grundlage begegnen, wird die Beziehung sich verändern.

Themen – Die Verwandtschaft von Figuren
Sowohl Problemfiguren als auch Lösungsfiguren weisen in Beziehungen oft ähnliche Merkmale auf. Ich beschreibe das mit dem Begriff des Themas. Der »Starke« und die »Würgerin« haben als gemeinsames Thema einen gemeinsamen Komplex von Haltungen, Überzeugungen und Verhalten. Ich würde ihn hier als »Härte« bezeichnen. Auch die Lösungsfiguren »Empfindsamer« und »Traurige« haben ein gemeinsames Thema, das man in diesem Fall »Weichheit« nennen könnte.

Das gemeinsame Thema von Problemfiguren wird allerdings

oft nicht erkannt, weil es in vielen Fällen polar präsentiert wird. Meist ist einer offensiv, der andere defensiv. Bei einem Mann, der seine Frau schlägt, und der Frau, die sich schlagen lässt, ist das gemeinsame Thema meist »Hilflosigkeit«. Im Kreisen um ihr Thema sind die Figuren aneinander gebunden. Wenn Partner erkennen, dass die Problemfiguren durch ein ähnliches Thema verknüpft sind und dass dementsprechend die Lösungsfiguren im Grunde ein ähnliches Ziel verfolgen –, fühlen sie sich meist durch eine gemeinsame Aufgabe miteinander verbunden. Damit wächst ihre Toleranz für »Rückfälle« und ihre Beziehung hat ein verbindendes Motiv zur Verfügung. In der Literatur wird diese Aufgabe oft als Wachstumschance bezeichnet, ich verwende lieber den Begriff Entwicklungschance.

Damit sind die Möglichkeiten der Verkörperlichung hinreichend beschrieben. In den Beispielen im praktischen Teil finden sich weitere Anregungen hierzu. Wenden wir uns nun dem Verräumlichen zu.

Das Verräumlichen von Abläufen

Das Ziel beim Verkörperlichen besteht darin, Persönlichkeitsaspekte als Figuren darzustellen, sie nach ihren Eigenschaften zu benennen und zu erforschen. Die Figuren werden über Gesten, Haltungen oder Meinungen deutlich. Eine Lösungsfigur erlaubt es dann, Verhaltensweisen, die nicht der Identität der Person entsprechen und daher scheinbar nicht zu ihm gehören, anzusehen und zu hinterfragen. Diese Annäherung ermöglicht es die neuen Aspekte in das Selbstbild einzufügen und die eigene Identität zu erweitern.

Im Verräumlichen demonstrieren Klienten den Zustand und die Entwicklung ihrer Beziehung. Gerade für die Paarberatung bietet sich dieses räumliche Vorgehen an. Wenn zwei beispielsweise davon sprechen, ihre Beziehung habe sich verändert, können sie diese Veränderung deutlich machen. Dazu nehmen sie Positionen im Raum ein, die zunächst ihr Verhältnis vor der Veränderung zeigen und anschließend die Positionen der aktuellen Situation. Danach kann erforscht werden, wie sie von dort nach hier gelangt sind. Bei einer solchen Verräumlichung geht es, wie in jeder Darstellung der ERLEBTEN BERATUNG, vor allem um die Verdeutlichung innerer Abläufe.

Beispiel: Eine Frau stellt ihren Mann auf einer Party durch spitze Bemerkungen vor Freunden bloß. Er zieht sich am selben Abend beleidigt zurück, diese Distanz besteht seit sechs Wochen, in denen kaum ein persönliches Wort gesprochen wird. Sie möchte gern mit ihm über die Situation reden, er ist dazu aber nicht bereit.

In der Beratung *zeigen* die beiden ihr Verhältnis vor dem Vorfall. Sie stehen nah beieinander und berühren sich mit Händen und Armen und halten ihre Köpfe leicht aneinander gelehnt. Sie zeigen ein inniges Bild. Das Bild nach dem Vorfall zeigt den Mann einige Meter entfernt, er wendet seiner Frau den Rücken zu und hat die Arme vor der Brust verschränkt. Sein Gesicht macht einen verhärteten Eindruck. Damit ist die Beziehungssituation vor und nach dem beschriebenen Ereignis im Raum dargestellt, also verräumlicht.

Die Bilder der Situation bieten etliche Anhaltspunkte. Wodurch kommt der Mann von hier nach da? Durch die Bemerkungen der Frau jedenfalls nicht, eher durch seine Reaktion auf ihre Bemerkungen. Was genau haben ihre Worte bewirkt? Es stellt sich nach einigem Erforschen heraus, dass ihre Worte »wie Pfeile auf seine Brust flogen und dort stecken blieben«. Nun wird die Figur deutlich, die dort abgewandt und mit verschränkten Armen steht: Ein »Verletzter« offensichtlich, aber Verletzte schreien normalerweise »Aua«. Dieser tut das aber nicht, er steht nur stumm und abgewandt da. Es ist ein »Verletzter, der nicht zeigen will, dass ihm etwas weh tut«. Der Mann nennt ihn nun den »Scheinharten«. Indem er das sagt, wendet er sich seiner Frau zu, die Arme noch verschränkt. Er kann nun als »Scheinharter« sprechen und ihr nach einigem Anlauf sagen, dass ihm ihre Spitzen wehtaten und dass er sich bloßgestellt fühlte.

An diesem Punkt macht die Frau einen Schritt auf ihn zu und sagt, es täte ihr leid. Sie nimmt die Arme hoch, um ihn zu berühren, er geht auf ihren Kontaktversuch aber nicht ein und möchte wissen, was sie zu diesen Bemerkungen getrieben hat. Die Frau versucht nun, irgendeine versöhnliche Begründung zu finden, »war nicht so gemeint« etc. Das verändert aber seine Haltung nicht. Er bleibt zugewandt, aber seine Arme bleiben verschränkt, so als wolle er sie nicht an sich heranlassen, und er macht bei ihren beschwichtigenden Worten sogar noch einen Schritt weg von ihr.

Der Berater fragt nun, wer denn diese spitzen Bemerkungen gemacht hat, ob es eine »verliebte« oder eine »freundliche« Petra war oder wer sonst. Nein, es sei schon eine »spöttische« Petra gewesen, gibt die Frau zu. Worauf sich dieser Spott denn beziehe, will der Berater wissen. Die Frau möchte nun wieder als »Petra« antworten und »das Ganze nicht so ernst nehmen«, aber das verändert die Haltung des Mannes auch nicht.

Der Berater sagt, er wird die Frage nochmals stellen, möchte die Antwort aber nicht von Petra, sondern von der »Spöttischen« haben. Zusätzlich schlägt er vor, die »Spöttische« klarer zu zeigen, was geschieht, indem die Frau mit beiden Zeigefingern auf den Mann zielt und höhnisch grinst. Damit hat auch die Frau eine Figur verkörperlicht. Diese »Spöttische« erklärt nun, sie fände das männliche Gehabe von Bernd ziemlich lächerlich, er spiele sich oft auf und nehme wenig Rücksicht auf andere. Nun ist klar, was die »Spöttische« macht: Sie kritisiert. Die Frau gibt das zu und formuliert einige Kritikpunkte an ihrem Mann. Dabei stellt sich heraus, dass sie sich manchmal zuviel von ihm gefallen lässt. Der nimmt nun die Arme von der Brust und stützt beide Hände in die Hüften.

Wenige Sekunden vorher, als sie ihre Kritik äußerte, hatte die Frau mit einer Hand das Gleiche getan. Nun stehen sich zwei aufrechte Figuren gegenüber, die offensichtlich eine Auseinandersetzung zu führen haben. Auf ihre Haltungen und die Interpretation des Beraters hingewiesen, lachen sie und stimmen zu. Sie verabreden, diese Auseinandersetzung zu Hause zu beginnen. Dann drehen sie sich aus der Konfrontation weg, nehmen sich bei der Hand und gehen zu ihren Stühlen.

Der gesamte Ablauf mit seinen ständigen Veränderungen in Distanz und Körperhaltungen, durch die innere Abläufe auf beiden Seiten sichtbar gemacht werden, bringt viele Informationen hervor. Das wäre so nicht möglich gewesen, wenn die Partner auf Stühlen gesessen und über das Thema einfach nur gesprochen hätten. Darüber hinaus macht den Partnern – wenn sie eine erste »Spielhemmung« überwunden haben – sowohl Verkörperlichung als auch Verräumlichung mehr Spaß als Reden. Gleichzeitig gewinnt die Einsicht in die Situation an Schärfe und die Einfühlung an Intensität. Als angenehmer Nebeneffekt gestaltet sich die Beratung auf diese Weise auch für den Berater wesentlich lebendiger als ein Gespräch.

In einer Verräumlichung kann man Figuren miteinander agieren lassen, die sich durch eine Verkörperlichung gebildet haben, beispielsweise Problemfiguren und Lösungsfiguren, wie das im Übungsteil unter dem Punkt »Wer führt diese Beziehung?« ausführlich beschrieben ist. Man kann mit den Klienten auch unmittelbar in die Verräumlichung gehen und dann zuschauen, wie dadurch Figuren entstehen.

Beispiel: Ein Paar hat seit geraumer Zeit Konflikte, in denen der Mann als Angreifer auftritt und die Frau verstummt, sobald sie mit seiner Aggression konfrontiert ist. Sie gibt seinen Forderungen aber nicht nach, sondern verteidigt sich starr und wortlos, wofür sie weitere Vorwürfe erntet. Die beiden sitzen sich im Abstand von einem Meter gegenüber. Der Berater setzt sie nun an die diagonalen Enden des Raumes, so dass ein Abstand von etwa acht Metern entsteht, und fordert sie auf, von dort aus zu diskutieren. Im Abstand verändert sich das Verhalten der Frau, sie lächelt provokativ und macht einige patzige Bemerkungen. Der Berater nimmt die beiden nun mit auf die vor dem Seminarraum liegende Wiese und stellt sie im Abstand von 25 Metern auf. Nun fängt die Frau an, sich offensiv zu wehren und ihre ablehnende Haltung auch verbal deutlich zu machen. Der Mann, der nun über eine Distanz von 25 Metern brüllen muss, erkennt wie anstrengend sein aggressives Verhalten ist und stellt sein Brüllen ein, zeigt sich zugleich erfreut, aufgrund ihres offen vorgetragenen Neins eine Reaktion erhalten zu haben und nun zu wissen, woran er ist.

Durch diese Verräumlichung sind zwei Figuren entstanden, eine »Mutige« und ein »Resignierter«, wobei dieses Aufgeben positiv zu werten ist, da es sich auf das vergebliche Bemühen bezieht, die Frau zu Äußerungen zu zwingen. Um diese Figuren hervorzulocken, wurde lediglich der Abstand zwischen den Partnern verändert, wodurch die Situation für die Frau weniger bedrohlich und für den Mann noch anstrengender wurde.

Sprachbilder aufgreifen

Ein guter Ansatzpunkt zur Kombination aus Verkörperlichen und Verräumlichen ergibt sich in der Beratung wie von selbst, wenn Klienten Sprachbilder (wie im Beispiel weiter oben) benutzen, um ihre Situation und ihre Probleme zu beschreiben.

Wenn sie beispielsweise sagen:
- Meine Frau drängt mich in die Ecke,
- mein Mann lässt mich hängen,
- mein Freund schnürt mir die Luft ab,
- meine Freundin will in mich eindringen,
- meine Frau bohrt an mir herum,
- mein Mann zeigt mir die kalte Schulter ...

oder Vergleichbares. Solche Sprachbilder bieten die Möglichkeit unmittelbarer Darstellung. Man kann sie meist leicht und mit viel Spaß an der Darstellung aufgreifen. Im Bild wird dann schnell der Anteil beider an der Situation deutlich, auch wenn nur ein Partner das Sprachbild geliefert hat und der andere dem Bild zustimmt.

> *Beispiel:* Eine Frau klagt, »mein Mann lässt mich hängen«. Damit meint sie, dass er sich nie klar darüber äußert, wann er nach Hause kommt und ob und was er mit ihr zu unternehmen gedenkt. In ihrem Sprachbild erscheint der Partner als Täter und sie als Opfer. Der Berater lässt die beiden das Bild darstellen. Der Mann stellt sich hin, packt seine Frau am Kragen und lässt sie am ausgestreckten Arm hängen, was sie zeigt, indem sie auf die Knie geht und die Arme seitlich hängen lässt. Nun kann erforscht werden, was die Frau tut. *»Wenn er Sie hängen lässt – was machen Sie währenddessen?«*, ist die Frage des Beraters. Die Frau *spürt* nun ihre Lage und ihr eigenes Verhalten. Sie wendet sich an den Mann und sagt, er solle endlich sagen, was er vorhat. Der Mann schweigt. Die Frau wartet. Dann bittet sie. In diesem hilflosen Wechsel von Warten und Bitten verharrt sie. Nach einer Weile antwortet sie, *»ich warte, dass er endlich tut, was ich möchte«. »Wie ist es zu warten?«*, will der Berater wissen. *»Anstrengend«*, meint sie. Zu warten ist eine Tat, die viel Kraft erfordert, was die Frau nun körperlich erfahren kann. Sie ist selbst Täterin, nämlich »Wartende«, und nicht einfach nur Opfer.

Ihre Antwort ergibt sich nicht aus Überlegungen, sondern aus einer körperlich unterlegten Erfahrung. Es hat einige Minuten gedauert, bis ihre Lage deutlich war, aber dann war auch eine eindeutige Information darin: »Er soll tun, was ich möchte«. Die Frau hält ihr Tun schließlich nicht länger aus und tritt plötzlich sehr bestimmt auf. Sie richtet sich von den Knien auf, stellt sich auf die eigenen Füße und sagt, *»ich werde nicht mehr warten, sondern einfach tun, was ich für richtig halte.«*

Damit hat sie eine Lösungsfigur erschaffen, die nun ebenfalls auf dem Weg über Verkörperlichung erforscht werden kann. Dazu wird die Figur »Die gerade gesagt hat, ich werde nicht mehr warten« benannt. Die Frau gibt ihr den Namen die »Entschlossene«. Diese Entschlossene kann nun in Haltung, Gesichtsausdruck, Stimmlage, Meinungen, Gefühlen, Über-zeugungen und Aktionen erforscht werden.

Eine Figur wird auf die gleiche Weise erforscht, in der man einen Menschen erforschen würde. Sie hat eigene Gedanken, eigene Empfindungen, eigene Gefühle, eigene Absichten, ei-gene Träume, eigene Überzeugungen und Ziele. All das kann zum Gegenstand des Interesses werden. Sicherlich wird ein Klient eine mehr oder weniger große Scheu empfinden, diese Figur kennen zu lernen, doch an diesem Punkt kann der Be-rater hilfreich sein, indem er seine eigene Neugier darauf deut-lich macht, dieser Figur zu begegnen. Dabei ist die vorne er-wähnte Haltung des Nichtwissens eine große Hilfe, und diese braucht nicht künstlich eingenommen zu werden, weil der Berater tatsächlich nicht weiß, sondern wissen will.

Wer eine Figur erforschen möchte, muss darauf achten, dass diese und kein anderer Persönlichkeitsaspekt dargestellt wird. Das wird beispielsweise über die passende Körperhaltung ge-währleistet. Wenn eine »Entschlossene« eigentlich aufrecht steht und stolz ihr Gesicht hebt, die Antwort aber aus einer zusammengesunkenen Körperhaltung und traurigen Gesichtszügen erfolgt, dann hat nicht die »Entschlossene« geantwortet, sondern die »Wartende/Bittende« oder die Figuren haben sich vermischt. Das stellt kein Problem dar, man kann den Klienten in dem Fall bitten, erneut Körperhaltung, Gesichtsausdruck, Stimmlage, Atem und Gedanken der Figur einzunehmen und »als diese« zu antworten.

Details der Verräumlichung aufgreifen

Ein räumlicher Ablauf wird mit der gleichen Neugier untersucht. Änderungen in den Körperhaltungen und der Distanz zueinander, in Gesten und Handlungen, Gefühls- und Gedankenäußerungen formen das Bild ständig neu. Dann wird beispielsweise interessant: Was hat diese Zuwendung verursacht? Was diese Wegwendung? Welcher Satz bringt die Partner näher zusammen oder weiter auseinander? Welche Distanz entspricht der gegenwärtigen Situation? Welche Wechsel sind in welchem Tempo möglich?

Beispiel: Eine Frau sagt, sie befinde sich zwischen zwei Männern. Da nur der Ehemann anwesend ist, der Geliebte aber nicht, wird dieser von einem Kissen dargestellt. Die Frau verräumlicht nun ihre Situation. Sie stellt sich nicht genau in die Mitte zwischen die beiden Männer, sondern etwas näher zum Geliebten hin. Ihr Körper weist zum Geliebten, über die Schulter schaut sie nach ihrem Mann. Ihre Stellung näher am Geliebten ist ein Detail, das womöglich wichtig ist. Sie bestätigt diese Wahrnehmung und sagt, »*er setzt mich nicht unter Druck. Bei ihm kann ich sein, wie ich bin. Ich fühle mich zu ihm hingezogen.*«
Der Ehemann bittet und droht von seiner Seite aus, aber das verändert das Bild nicht. Die Frau wendet im Gegenteil den Kopf noch weiter in Richtung Geliebter. Auf die Frage hin, w*ohin sie die Drohungen und Bitten bringen,* geht sie einen

Schritt auf den Geliebten zu. Ihr Mann realisiert nun, dass er sie nicht erreichen kann, dass sie sich sogar weiter entfernt und setzt sich hin. Er bekommt einen Weinkrampf und klagt, er wisse nicht, was er machen solle.

Die Frau hat sich ihm während seines Weinens halb zugewandt und schaut ihn an. *»Was kann er machen?,«* fragt der Berater. *»Kann er überhaupt etwas machen?«* Die Frau antwortet, *»er kann mich fragen, wie ich bin.«* Der Mann schaut seine Frau an. Er zögert, es fällt ihm sichtlich schwer, der Bedingung seiner Frau nachzukommen. Dann fragt er drängend, *»wie bist du denn?«,* woraufhin die Frau sich wieder abwendet. *»Was hat diese Abwendung verursacht?«,* will der Berater wissen. »Der Ton«, sagt sie. *»Er will es nicht wirklich wissen, er will nur, dass ich zurückkomme. Es geht nicht um mich.«*

Der Mann hört nun zu weinen auf und nickt. *»Es stimmt«,* sagt er, *»ich habe es immer für selbstverständlich gehalten, dass du da bist. Vielleicht kenne ich dich wirklich nicht«.* Damit kehrt Schweigen ein. Die Frau setzt sich dort, wo sie steht, ist aber ihrem Mann zugewandt. Der Mann sitzt ebenfalls. Sie schauen sich an. Das räumliche Bild, das sich dem Berater bietet, wirkt sehr real, einschließlich der Distanz zwischen den beiden. *»Es scheint«,* sagt er, *»dass ihr bestimmte Seiten an euch kennen lernen müsst. Wenn diese sich zeigen wollen.«*

Beide nicken. *»Wen wird er kennen lernen?«,* fragt der Berater die Frau und *»wem wird sie begegnen?«,* fragt er den Mann. Der Mann sagt, *»jemandem, der zuhört, weil er sie liebt«* und die Frau sagt, *»jemandem, der nicht mehr schluckt, sondern sagt, was Sache ist«.* Damit sind zwei Figuren entstanden und benannt, die in der Lage sind, die Beziehung zu verändern. Ob die Beziehung zwischen diesen beiden weitergeht und wie, wird sich zeigen.

Auch kleine Details sind, das zeigt das Beispiel, meist sehr wichtig. Deshalb kommt es bei Verräumlichungen und den dabei gezeigten Verkörperlichungen oft nicht darauf an, möglichst weitgehende Abläufe zu zeigen, sondern mehr darauf, die kleinen, bedeutungsvollen Gesten aufzugreifen, hinter denen sich Gedanken und Gefühle, Überzeugungen und Interpretationen verbergen, die in schnellen Abläufen verloren gehen.

Verkörperlichung und Verräumlichung mögen eine gewisse Zeit in Anspruch nehmen, bis sie von den Klienten als stimmig empfunden werden. Dazu muss experimentiert werden, bis eine Körperhaltung oder eine Geste oder ein Laut oder eine Aktion »stimmt«. Die Entscheidung hierüber treffen selbstverständlich die Klienten. Es schadet nichts, eine Situation wiederholt darzustellen, es genügt dazu, wenn der Berater klarmacht, dass *er* etwas nicht verstanden hat und dass *er* etwas noch besser verstehen möchte. Dann beginnen die Klienten, ihm – und damit auch sich selbst – ihre Reaktionen und die inneren Abläufe darzulegen, gewissermaßen zu erklären. Je exakter eine innere Reaktion dann verkörperlicht und erfahren und auch verräumlicht und damit sichtbar wird, desto deutlicher wird, was sich hier mitteilen will.

Identifikation und Nicht-Ich erkennen

Bevor ich zum Übungsteil übergehe, möchte ich jedem Anwender der ERLEBTEN BERATUNG eine Übung empfehlen, die er wiederholt praktizieren sollte. Diese Übung kann stillschweigend in jeder Beratung und in jedem Gespräch praktiziert werden, ohne dass der Klient davon weiß. Es geht darum herauszufinden, womit jemand identifiziert ist und welches Verhalten nicht in diese Identifikation gehört, das sich womöglich zur Bewältigung eines Problems anbietet. Es geht darum, Ich und Nicht-Ich zu erkennen und zu benennen.

Identität und Identifikation

Die Identität eines Menschen ist die Vorstellung, die er von sich selbst hat. Diese Vorstellung erfasst nicht die Persönlichkeit als »Ganzes«. Als Ganzes kann man weder sich selbst noch jemand anderen kennen lernen, weil sich Menschen je nach den wechselnden Umständen unterschiedlich verhalten. Identität beruht zudem auf einer unvollständigen Selbstbeobachtung. Diese ist notwendiger Weise unvollständig, weil sie Vieles unbeachtet lässt, was nicht zum Selbstbild passt und dessen scheinbare Vollständigkeit stören würde. Identität ist – um ein einigermaßen verlässliches Bild des Selbst zu liefern – darauf angewiesen, vieles unbeachtet zu lassen. Die Selbstbeschreibung Identität ist das – um es mit den Worten des Soziologen Dirk Baecker zu sagen, *»was sich angesichts der verschiedenen Situationen, Wahrnehmungen und Gefühle, in denen man steckt, durchhält.«*[13]

Identität beschreibt demnach weniger, wer man *ist* als vielmehr, wer man *zu sein glaubt*. Um das tun zu können, braucht man eine Selbstbezeichnung, einen Namen. Dieser Name lautet ganz allgemein »Ich«, speziell lautet er »Mann« oder »Frau« oder »Petra« oder »Gerd« oder sonst wie. Mit seiner Identität grenzt man sich gleichzeitig von dem ab, der oder das man *nicht* zu sein meint. Wer sich als »starke Frau« beschreibt sagt gleichzeitig, er wäre *nicht* schwach und kein Mann; und wer sich als »weicher Mann« beschreibt, sagt zugleich, dass er *keine* Frau und *nicht* hart ist.

Die Vorstellung Identität hat die Aufgabe – ähnlich wie eine Zellmembrane die Inhalte einer Zelle zusammenhält – als Hülle die Persönlichkeit zusammenzuhalten. Sie lässt den Eindruck persönlicher Geschlossenheit entstehen. Dieser Eindruck wird unbedingt gebraucht, weil sonst kein Handeln möglich wäre. Ohne eine Vorstellung und einen Begriff davon, wer man ist, kann man sich nicht verhalten, beispielsweise als Mann oder Frau oder friedlicher oder freundlicher oder als hart arbeitender oder rebellischer oder ein sonst wie beschriebener Mensch.

Damit sie die in den verschiedenen Situationen überaus widersprüchlich auftretenden Persönlichkeitsaspekte zusammenhalten kann, muss die Selbstvorstellung vieles ignorieren oder umdeuten, das man an sich wahrnimmt und von dem man glaubt, es nicht zu haben oder nicht zu sein. Eine Identität kann beispielsweise behaupten, »ich bin … ein friedlicher Mensch«, und um das sagen zu können, müssen aggressive Äußerungen vom Ich vernachlässigt oder ignoriert werden. Der Wutausbruch von gestern ist in der Selbstbeschreibung nicht enthalten, das war ein Ausrutscher, das bin »Ich« eigentlich nicht. Dadurch verschwinden aggressive Äußerungen zwar nicht, aber sie werden aus dem Bewusstsein gedrängt oder von ihm ferngehalten und damit aus der Identität ausgeschlossen. Wenn jemand mit solch einer Vorstellung identifiziert ist, wenn er glaubt, tatsächlich ein »friedlicher« Mensch zu sein und wenn er sich an die entsprechenden Handlungsanweisungen dieser Identität hält, wird er auf Dauer Probleme mit den Persönlichkeitsanteilen bekommen, die ebenfalls noch bei ihm auftauchen, also etwa mit seiner Aggression. Ich bezeichne solche Probleme als Probleme des Ich mit dem Nicht-Ich. Man kann sie auch als Probleme mit dem Unbewussten betrachten. Schließlich spricht sich der Mensch, so Dirk Baecker, ein Unbewusstes zu, um zu erklären, dass sich in seiner Psyche Dinge abspielen, die er sich nicht erklären kann. Er kann sie nicht erklären, weil sie in seiner Vorstellung von sich keinen Platz finden.

Verhaltensweisen, mit denen sich jemand nicht identifiziert, also Informationen von außerhalb der Identität sind wichtig, weil sich in ihnen oft die vom Betreffenden selbst schon aufgezeigten Lösungsansätze verbergen. Anders gesagt: Das Nicht-Ich kann etwas, das vom Ich nicht zu leisten ist. Im Falle des »friedlichen« Menschen kann es beispielsweise aggressiv sein, sich wehren, angreifen etc. Daher interessieren mich in der ERLEBTEN BERATUNG nicht in erster Linie die Personen, die mir gegenüber sitzen (die lerne ich doch nie kennen). Von Interesse sind vielmehr die Aspekte ihrer Persönlichkeiten, die das Problem erschaffen und ebenso die Persönlichkeitsaspekte, die auf Lösungen hinweisen. Es geht also darum, beides – die Identifikation und das Nicht-Ich des Klienten – zu erkennen und mit Namen zu versehen und auf diese Weise zwei Figuren entstehen zu lassen. Zur Identifikation des

Grob gesehen kann man sagen, das Ich ist das, womit der Klient übereinstimmt, das Nicht-Ich ist das, was ihm trotzdem passiert.

Klienten gehören die angewendeten Überzeugungen und Verhaltensweisen, mit denen der Klient bewusst oder unbewusst übereinstimmt und die er mit dem Namen »Ich« bezeichnet. Im Kontrast dazu steht das Nicht-Ich, in dem sich Persönlichkeitsanteile zeigen, die sich von außerhalb einer Identifikation bemerkbar machen und die willentlich nicht zu lenken sind, aber dennoch Einfluss auf die Situation haben.

Das Nicht-Ich ist sozusagen alles andere: Für den Gesunden bedeutet es krank zu sein, für den Erfolgreichen Misserfolg, für den Sieger eine Niederlage, für den Geborgenen bedeutet es Einsamkeit, für den Ängstlichen heißt es Mut zu zeigen, für den Selbstbewussten Zweifel zu haben, für den Jungen bedeutet es alt zu werden, für die Schöne Falten zu bekommen ... jede Figur – die ja immer eine Identifikation repräsentiert – hat ein Gegenüber, das sie angreifen und verändern kann, also eine andere Figur, die das Nicht-Ich repräsentiert.

Ich und Nicht-Ich lassen sich oft schon nach wenigen Sätzen oder Minuten ansatzweise erkennen, da sie im Gegensatz zueinander stehen und in der Kommunikation als *Doppelsignale* auftauchen. Doppelsignale sind sich widersprechende Botschaften oder Kommunikationen, die gleichzeitig vom Ich und nicht Nicht-Ich ausgehen. Hier einige Beispiele, wie solche Doppelsignale auftauchen können.

Inhaltliche Widersprüche

Wenn Klienten erzählen, tauchen Ich und Nicht-Ich oft in ein und demselben Satz oder in einer Erzählung auf. Dann wird zwar beiden Persönlichkeitsanteilen der Name »Ich« gegeben, dennoch liegt die Identifikation (das Gewollte, Erwünschte, Vorgestellte, Getane) erkennbar auf einer der beiden Seiten. Dazu ein Beispiel.

»Ich bin eine leistungsfähige Angestellte, ich arbeite viel und gründlich und habe es weit gebracht. In letzter Zeit erlebe ich öfter plötzliche Konzentrationsprobleme. Es dauert dann Minuten, bis ich mich wieder gesammelt habe und mich wieder meiner Arbeit widmen kann.«

Die Klientin schildert hier zwei Figuren, die sie beide »Ich« nennt:
– eine leistungsfähige Angestellte und
– eine Frau mit Problemen sich zu konzentrieren, die nicht leistungsfähig und nicht konzentrationswillig ist.

Obwohl die Klientin zu beiden Figuren »Ich« sagt, ist sie mit der »Leistungsfähigen« und nicht mit der »Unkonzentrierten« identifiziert, weil sie die »Unkonzentrierte« als Teil ihres Problems beschreibt, sich über diese beklagt und diese offenbar loswerden möchte.

Wer hat das Problem?

Eine Identifikation kann durch die Frage deutlich werden, *wer* das Problem hat. Es ist die »leistungsfähige« Angestellte, die ein Problem hat und zwar mit der »Unkonzentrierten«. Man kann nun davon ausgehen, dass bei einer folgenden Erforschung der beiden Figuren brauchbare Veränderungsansätze nicht bei der »leistungsfähigen« Angestellten sondern bei der »Unkonzentrierten« zu finden sind. Dieser Persönlichkeitsteil möchte womöglich weniger arbeiten und braucht Abwechslung und Vergnügen oder etwas anderes.

Widersprüche in Wort und Ton

Ein Widerspruch oder Doppelsignal kann auch zwischen dem Inhalt einer Rede und der Art und Weise, in der erzählt wird, bestehen.

»Ich versuche, das Beste für meine Kinder zu tun. Da muss man sich oft durchsetzen und harte Entscheidungen treffen, aber es geht schließlich um deren Zukunft in einer unfreundlichen Welt, auch wenn die Kinder das nicht einsehen wollen.«
Der Mann spricht in bedauerndem Ton und seufzt einmal.

Auch hier tauchen zwei Figuren auf. Bemerkbar macht sich:
– verbal ein »harter« Mann und
– nonverbal ein weicher Mann, der sein Verhalten im Tonfall bedauert und seufzt.

Die Identifikation liegt in diesem Fall auf dem »harten« Mann, der Probleme mit den Kindern bekommt und – ohne es an dieser Stelle zu bemerken – auch mit einem »weichen« Mann, der bedauert und seufzt. Man könnte nun mit beiden Figuren arbeiten, je nachdem auf welche der Klient anspricht. Wahrscheinlich wäre er für den »weichen Mann« noch nicht offen und würde den Tonfall und das Seufzen leugnen. Dann böte es sich an, über das »Beste für die Kinder« zu sprechen, über harte Entscheidungen und was daran hart ist, über die unfreundliche Welt, und auf diese Weise könnte die Identifikation deutlicher werden und damit zugleich deren Nachteile, wodurch Offenheit für den »weichen Mann« entstünde. Irgendwann könnte man dann vielleicht sagen, »mir scheint, Sie sind gar nicht so hart …« und auf die Reaktion gespannt sein.

Widerspruch zwischen Worten und Körpersprache

Im vorigen Beispiel hat sich das Nicht-Ich durch den zum Wortinhalt widersprüchlichen Tonfall und ein Seufzen gezeigt. Manchmal taucht das Nicht-Ich weder in den verbalen Äußerungen noch im Tonfall, sondern allein in der Körpersprache auf, wie im folgenden Fall.

»Mein Mann ist ohne ein Wort gegangen. Aber damit muss ich mich abfinden. Wir sind schließlich erwachsene Menschen und jeder muss selbst wissen, was er will.« Die Klientin spricht in einem sachlichen Tonfall. Zwischen den Sätzen kneift sie die Lippen zusammen. Die Fingernägel ihrer rechten Hand graben sich in ihren rechten Oberschenkel.

– Auf verbaler Ebene taucht als Figur eine »Erwachsene« auf, die vernünftig über den Vorfall spricht.
– Im Widerspruch dazu stehen die zusammengepressten Lippen und die geradezu aggressiv wirkenden Finger ihrer rechten Hand, was einen sehr »emotionalen« Eindruck macht.

Diese Frau ist mit einer »vernünftigen« Seite ihrer Persönlichkeit identifiziert und hat – an diesem Punkt ist das noch Vermutung, obwohl der Anschein darauf hinweist – dahinter eine Portion Aggression entwickelt, die ihr nicht bewusst ist oder die sie unterbewertet. Diese »Emotionale« oder eventuell »Wütende« macht ihr Probleme und nagt schmerzlich an der Vorstellung, erwachsen zu sein und über den Gefühlen zu stehen und den Vorfall schon längst verarbeitet zu haben.

Wer geht in der Entwicklung unter?

Eine zusätzliche Möglichkeit, dem Ich auf die Spur zu kommen, ergibt sich aus der Antwort auf die Frage »Wer geht in der Entwicklung unter?« Diese Frage macht in krisenhaften Entwicklungen oft sehr viel Sinn. Wenn jemand beispielsweise ein finanziell abgesichertes Leben geführt hat und plötzlich dauerhaft arbeitslos wird, geht ein »Sicherer« unter oder ein »Vertrauensvoller« oder ein »Argloser« und jemand anderes kommt weiter. Der, der weiterkommt, gehört im Augenblick der Krise zum Nicht-Ich, beispielsweise ein »Unsicherer«, der eine Weile mit Unsicherheit leben muss oder ein »Kämpfer«, der nicht aufgibt. Bei einem Unfall, der zu körperlichen Beeinträchtigungen führt, geht auf jeden Fall ein »Gesunder« unter, ein »Kranker« kommt weiter oder im Extremfall ein »Behinderter«. In solchen Fällen bedeutet es einen immensen Identitätswechsel, bis jemand zu etwas derartig anderem »Ich« sagen kann, aber darin besteht seine einzige Chance, die Veränderung zu bewältigen. Dass jemand anderes weiterkommt, bedeutet: Man kann weiterkommen, wenn man anders lebt, wenn man anders fühlt und denkt und handelt.

Eine kleine Übung zwischendurch

Machen Sie die folgende Übung zur Identifikation von Ich und Nicht-Ich während des Lesens. Decken Sie dazu die rechte Spalte ab. Lesen Sie das Zitat und den Text mehrmals durch und fragen Sie sich, wer da als Ich spricht und was nicht zu dem passt, der da spricht. Benennen Sie anschließend die beiden Figuren, die sich hier zeigen und schauen Sie erst dann in der rechten Spalte nach.

Ein Mann, von Beruf Ingenieur, erzählt:

»Mein Beruf spannt mich sehr ein, er macht mir aber auch viel Spaß. Für meine Frau bleibt mir nicht soviel Zeit. Das hat meine Frau in den letzten Jahren belastet. Sie stellt allerdings hohe finanzielle Ansprüche. Es gibt eben bestimmte Notwendigkeiten. Ich denke, wir müssten die wenige freie Zeit, die wir gemeinsam haben, besser planen und effektiver nutzen, dann wäre meine Frau auch zufriedener.«

Während er spricht, streicht der Mann mit der Hand beinah zärtlich über die Sessellehne, als er über die wenige freie Zeit spricht, wandert sein Blick in die Ferne.

– Hier spricht jemand in den technischen Begriffen eines Beziehungsmanagements von »besser planen und effektiver nutzen«. Belastung und Unzufriedenheit tauchen bei »meiner Frau« auf, nicht bei ihm selbst.

– Im Widerspruch dazu stehen die unfertige Äußerung »sie stellt allerdings hohe finanzielle Ansprüche« und die zärtliche Berührung der Sessellehne und der sehnsuchtsvolle Blick in die Weite.

Wie haben Sie die beiden Figuren benannt? Ich nehme einen »Ingenieur« wahr, also einen Mann, der auch in der Beziehung als Techniker in Erscheinung tritt und diese »planen« und »effektiver« machen will. Auf der anderen Seite macht sich ein »Mensch« bemerkbar, der möglicherweise Belastung durch Beruf und Beziehung (hohe finanzielle Ansprüche) empfindet, der unzufrieden ist und der Träume und Sehnsüchte hat, auf jeden Fall jemand, der zärtlich über die Sessellehne streicht. Die beiden Figuren, ob sie nun so oder ähnlich genannt werden, bieten ausreichend Ansatzpunkte, sie zu erforschen. Beispielsweise könnte man über »Notwendigkeiten« sprechen und über Effektivität und Planung, und nach einer Weile könnte man fragen, wem die Frau in der Beziehung begegnet? Einem Ingenieur oder einem Menschen? Man könnte ebenso erforschen, welche Folgen die berufliche Anspannung und die finanziellen Ansprüche der Frau für den eigenen Zustand haben, welche Anforderungen der Ingenieur an sich selbst stellt, welche Wünsche oder Träume vorhanden sind und dann fragen, wer diese Anspannung spürt und wer diese Träume hat. Es wird der »Mensch« sein.

Faszinierende oder schockierende Ausflüge ins Nicht-Ich

Beim Auseinanderhalten von Identifikation und Nicht-Ich gilt es eine Besonderheit zu beachten. Wenn ein Klient durch mehr oder weniger heftige unkontrollierbare Ereignisse aus seiner Identifikation gestoßen und bereits über die Grenze der Normalität geworfen wurde, dann bezeichnet er das Ungewohnte mit dem Namen »Ich«, allerdings ohne damit wirksam identifiziert zu sein.

Das hört sich in harmlosen Fällen beispielsweise so an: »Ich komme in letzter Zeit auf verrückte Ideen« oder »Ich habe Lust, meinem Chef in den Hintern zu treten«. Schon diese Formulierungen zeigen, dass dieses beschriebene »Ich« nicht das gewohnte, alltägliche Ich, sondern ein Gegensatz dazu ist. In weniger harmlosen Fällen mag jemand gegen eine Krankheit kämpfen oder gegen seelische Schmerzen, etwa, weil er verlassen wurde. In solchen Fällen hat ein faszinierender oder je nachdem erschreckender Ausflug ins Nicht-Ich stattgefunden, und man kann das Neue am Kontrast zum Gewohnten recht schnell erkennen.

»Ich fühle mich am Ende, auf-geriebten. Ich sehe mich in einer Hängematte liegend am Strand von Togo im Wind schaukeln. Ich habe überhaupt keinen An-trieb mehr, am liebsten würde ich den Job hinschmeißen.«

Hier ist die Grenze zwischen Ich und Nicht-Ich überschritten, die Identifikation liegt scheinbar (meist kurzzeitig) auf dem Ungewohnten, ist aber im Leben nicht wirksam.

Das Erlebnis des Nicht-Ich, das in dieser Erzählung als Ich auftaucht, wirkt in diesem Fall verlockend, dennoch kann sich derjenige nicht darauf einlassen. Der gestaltende, wirksame Persönlichkeitsanteil ist »Arbeitender« und kein »Urlauber«. Die Bemerkung »am liebsten würde ich den Job hinschmei-ßen« weist darauf, dass es etwas gibt, dass derjenige lieber tut: viel schaffen, Erfolg haben, groß rauskommen etc. Plötzlich mit dem Nicht-Ich konfrontiert zu sein, kann manchmal faszinieren, aber auch schockieren, wie das nächste Beispiel zeigt.

»Ich bin von meiner Frau ver-lassen worden. Seither geht es mir nicht gut. Ich bin traurig und fühle mich hundeelend, könnte den ganzen Tag heulen.«

Hier ist ein Mann durch äußere Ereignisse aus seiner Identifikation gerissen und über die Grenze geworfen worden. Aus dem »souverä-nen« ist ein »trauriger« Mann geworden.

Der Mann sagt zwar »Ich bin traurig«, möchte das Gefühl aber nicht annehmen, sondern loswerden. Die Identifikation liegt nur scheinbar beim »Traurigen« oder »Abhängigen«. Der Mann wird nun therapeutische Hilfe dabei suchen, nicht mehr traurig zu sein, um seine alte Identität wieder herzustellen. Er möchte nicht dieser hilflose, jämmerliche, elendige Mann sein (dieses Kind), sondern der souveräne, scheinbar unabhängige Mann, als der er in der Beziehung aufgetreten ist. Natürlich liegt die

Vermutung nahe, dass es der »Unabhängige« ist – ein Mann, der seine Frau nicht sonderlich zu brauchen glaubte –, der von der Partnerin verlassen wurde, wodurch ein »Fühlender« aufgetaucht ist, die Gegenfigur zur bisherigen Identität. In jedem Fall ist ein »Unabhängiger« in der Entwicklung untergegangen und ein »Fühlender« kommt weiter.

Soweit diese Vorbemerkungen und kleinen Übungen zur Unterscheidung von Ich und Nicht-Ich. Experimentieren Sie eine Zeitlang mit der Benennung von Ich und Nicht-Ich und bereiten Sie sich auf diese Weise auf die Arbeit mit Figuren vor. Begeben wir uns nun in den praktischen Teil des Buches, in dem ich bestimmte Werkzeuge und Vorgehensweisen erläutern und mit Beispielen unterlegen werde. Dieser praktische Teil ist in drei Abschnitte unterteilt – die Erforschung der Beziehung, die Erforschung der Personen und die Resonanz der Beziehung.

6. Die Beziehung im Fokus

In diesem Abschnitt gebe ich Hinweise und Anregungen, wie sich Beziehungen erforschen lassen. Dabei ist keine bestimmte Reihenfolge zu beachten, vielmehr kommt es darauf an, welchen Zugang die Partner anbieten. Dieser Zugang wird in erster Linie von ihrer Zielsetzung abhängen. Mir begegnen im Wesentlichen zwei Zielsetzungen. Zum einen suchen Partner Klärung, Verständnis und somit eine bessere Übersicht über ihre Beziehung, zum anderen wollen sie ihre Kommunikation verbessern. Dieser Abschnitt, in dem die Beziehung in den Fokus genommen wird, geht auf Möglichkeiten der Klärung ein, im nächsten Abschnitt, in dem die Partner in den Fokus rücken, ist die Kommunikation der Schwerpunkt.

Worauf beruht die Beziehung?

Die erste hier behandelte Möglichkeit, die Beziehung in den Blickpunkt zu nehmen, ergibt sich aus der Frage, worauf sie beruht. »Auf Liebe« würde die zu erwartende Antwort lauten, aber es gibt viele Gründe, jemanden zu lieben und eine Beziehung zu ihm einzugehen. Die erläuterte Unterscheidung von Liebe und Partnerschaft weist auf zwei grundsätzlich verschiedene Motive dafür hin, Paarbeziehungen einzugehen.

Der Sinn, nach der Grundlage einer Beziehung zu fragen, liegt darin, ihren Zweck zu erkunden. Wenn Partner den Beziehungszweck kennen, wenn sie wissen, wofür sie zusammen sind oder worauf es in dieser Phase ihrer Beziehung ankommt, dann erhalten sie wichtige Hinweise zum Umgang mit der Beziehung. Sicherlich könnte man viele Gründe anführen, wozu Beziehungen dienen. In der Praxis komme ich gut mit den folgenden vier Unterscheidungen aus.

1. Bedürfnisorientierte Beziehungen

In bedürfnisorientierten Beziehungen sind mit dem Partner bestimmte Bedürfnisse besonders gut zu erfüllen. In einer Beziehung lässt sich beispielsweise das Bedürfnis nach Sexualität und Erotik oder in einer anderen nach Sicherheit und Geborgenheit oder nach geistigem Austausch etc. befriedigen. Eine solche Bedürfnisbefriedigung zeigt sich beispielsweise im Wunsch »nicht mehr allein zu sein«, von dem man in Kontaktanzeigen lesen kann. Dahinter steht die Sehnsucht nach Geborgenheit und einem Zuhause im Zusammensein. Dieses Bedürfnis kann überaus stark sein und Paare ein Leben lang zusammenhalten. Ein anderes Bedürfnis könnte darin bestehen, über den Partner den gesellschaftlichen Status aufzuwerten und als »Frau soundso« oder »Herr soundso« an Ansehen zu gewinnen.

Die Palette der Bedürfnisse ist groß, und oft zeigt sich erst im Streit, was die Partner zusammenhält. Man kann dann womöglich Formulierungen der folgenden Art hören:

- »Wenn das Haus nicht auf seinen Namen eingetragen wäre, hätte ich ihn schon verlassen.« Hier zeigt sich das Bedürfnis nach materieller Sicherheit als bindender Faktor.
- »Wenn sie nicht so einen attraktiven Körper hätte, würde ich das Theater nicht mitmachen.« Hier ist jemand durch seine sexuellen Bedürfnisse gebunden.
- »Wenn ich mein eigenes Geld verdienen würde, wäre ich längst weg.« Hier zeigt sich ein Versorgungsbedürfnis.
- »Wenn die Familie nicht so einen Druck machen würde, wäre es wohl vorbei.« Hier wirken soziale Verpflichtung oder das Bedürfnis nach Zugehörigkeit zur Familie.
- »Wenn ich es mir in meiner Stellung erlauben könnte, geschieden zu sein, wäre ich längst beim Anwalt.« Hier spielt das Bedürfnis nach gesellschaftlich hohem Ansehen eine Rolle.

Bedürfnisorientierte Beziehungen werden manchmal abwertend betrachtet, doch davor sollte man sich hüten. Was im Leben eines Menschen wichtig ist und wofür er jemanden liebt, darüber kann und sollte niemand urteilen. Schon deshalb nicht, weil sich niemand sicher sein kann, welche Rolle Bedürfnisse in der eigenen Liebe spielen. Das Ideal einer »selbstlosen« oder »bedürfnisfreien« Liebe ist schnell hochgehalten, aber doch nicht zu verwirklichen. Die Motive der Liebe bleiben letztlich im Unbewussten verborgen, und auch die hier vorgeschlagene Betrachtung einer Beziehungsgrundlage hat nicht zum Ziel, irgendeine Wahrheit auszugraben. Vielmehr geht es darum, welche Bedeutung die Partner ihrer Beziehung einräumen und worin sie deren Zweck sehen.

Aufgrund des Wunsches nach Bedürfnisbefriedigung ist es unter Umständen kein Problem, sich in eine reiche Frau zu verlieben, weil sie reich ist, in einen schönen Mann, weil er schön ist, in einen weltbekannten Star, weil er weltbekannt ist, in einen mächtigen Politiker, weil er mächtig ist, und in einen Menschen mit erotischer Ausstrahlung, weil er verführerisch ist. Daher kann gegenseitige Bedürfniserfüllung einerseits zu einem lange Zeit stabilen Fundament einer Beziehung beitragen, andererseits ist diese Grundlage aber gefährdet durch jemanden, mit dem diese Bedürfnisse noch besser zu erfüllen sind.

2. Projektorientierte Beziehung

Diese Beziehungen dienen der Verwirklichung von Lebensträumen, beispielsweise der Familiengründung oder anderen Vorhaben. Gemeinsame Projekte können ebenso in einer bestimmten Arbeit, etwa dem Aufbau einer Firma, einer wissenschaftlichen Forschung oder in sozialem, künstlerischem oder politischem Engagement bestehen. Eine projektorientierte Beziehungsgrundlage betont den partnerschaftlichen Aspekt der Liebe in ganz besonderer Weise. Man liebt den anderen, weil er bestimmte Lebensentwürfe teilt und man gemeinsam an deren Umsetzung arbeitet. Es ist dies nicht unbedingt die leidenschaftliche, emotional mitnehmende Liebe, vielmehr die vertraute, freundschaftliche Verbundenheit, die nicht weniger bedeutsam sein kann.

3. Wesenhafte Ergänzungen

Man kann jemanden lieben, weil man im Zusammensein mit ihm in besonders intensiven Kontakt mit bestimmten Eigenschaften gerät, die man an sich selbst so nicht findet. Durch die Beziehung fühlt man sich »ganz«. Eine wesenhafte Beziehung dient demnach der psychischen Vervollständigung. Bei einer Wesenergänzung mag sich Ernsthaftigkeit mit Verspieltheit verbinden, Zartheit mit Stärke oder Verrücktheit mit Bodenständigkeit ergänzen. Man ist vom Wesen des Partners regelrecht verzaubert, »liebt ihre Zartheit«, ist »fasziniert von seiner Zuversicht« etc. Auch diese Beziehungsgrundlage kann eine große Bedeutung haben. Auf ihrem Hintergrund erscheinen Aussagen wie »Nur wer sich selbst liebt, kann jemand anderen lieben« oder »Liebe dich selbst und es ist egal, mit wem du zusammen bist« geradezu lächerlich. So gilt auch hier, dass die Liebe letztlich ein Geheimnis bleibt und sich bewussten Absichten gegenüber verschließt.

4. Ein gemeinsamer Liebesmythos

Diese Beziehungsgrundlage verweist auf einen starken gesellschaftlichen Einfluss. Bei ihr versprechen sich die Partner etwas davon, dass sie eine Beziehung haben, beispielsweise Glück oder Frieden etc. Beispielhaft im Bild von einem alten Paar, das Händchen haltend auf einer Bank vor dem Haus sitzt und dem Treiben des Lebens zuschaut. Der gemeinsame Mythos wäre in den Fall »für immer zusammen sein« und das Versprechen wäre, wem es gelänge, für immer zusammen zu sein, der würde auch glücklich werden. Ein anderer Liebesmythos könnte lauten »eine offene Beziehung führen«. Dann versprechen sich zwei davon, dass sie sich gegenseitig auch andere Liebesbeziehungen erlauben, ein ganz besonderes Glück. Zum Beziehungsmythos gehört auch die Vorstellung, eine Beziehung sei von Gott gegeben und man müsse eine »christliche« oder »jüdische« oder sonst wie religiös motivierte Ehe führen.

Ein Beziehungsmythos oder Liebesmythos kann ein Paar sehr fest aneinander binden, unabhängig davon, welche Anstrengung oder welches Leid damit verbunden ist. Wer sich vom »Für immer zusammen sein« sein Lebensglück verspricht, der wird eine hohe Bereitschaft haben, Leid zu ertragen. Weil die Erwartungen an die positiven Folgen der Beziehung für das gesamte eigene Leben so hoch sind, kann man niemanden den Glauben an den Beziehungsmythos ausreden, zumal er ihn oft nicht kennt. Dafür, einen Leid bringenden Beziehungsmythos aufzulösen, kann lediglich die eigene Lebenserfahrung sorgen.

Aufgrund seiner hohen Bindekraft erleben Partner besondere Erschütterungen, wenn ein Beziehungsmythos zerstört oder aufgelöst wird. Ich erinnere mich an eine Frau, der ein Seitensprung passierte und die dadurch die Vorstellung, ihrem Partner »für immer treu zu sein« und dadurch dauerndes Glück zu erleben, zerstörte. Sie stellte ihre Liebe und sich selbst in Frage und geriet in eine tiefe Krise, aus der sie erst herauskam, nachdem sie den Beziehungsmythos erkannte und nun diesen in Frage stellte.

Der Zweck einer Beziehung

Selbstverständlich ist die Aufteilung von Beziehungsgrundlagen in vier Motive nicht starr zu handhaben, denn selten kommt ein Motiv alleine vor, vielmehr vermischen sich die Bindungsmotive miteinander. Allerdings kann ein Bindungsmotiv zu Beginn oder in der gegenwärtigen Phase einer Beziehung die Hauptrolle spielen; und dann kann es sinnvoll sein, es zu benennen. Wenn ich Partner frage, worauf ihre Beziehung beruht oder wozu sie zusammen sind, geht es nicht um »Wahrheit«

oder »Objektivität«, sondern um die Beschreibung, auf die sich die Partner einigen. Manchmal bieten Paare andere als die vier genannten Gründe dafür an, warum sie zusammen sind, (beispielsweise »gesellschaftliche Konvention« oder »Gewohnheit«) und dann akzeptiere ich diese. Es geht nicht darum, Einteilungen zu übernehmen, sondern die Beziehung zu betrachten und auf ihren Zweck hin zu erforschen. Der Prozess der Beschreibung selbst ist dabei genauso wichtig wie das Ergebnis.

Der Begriff »Zweck« mag in Bezug auf die Liebe rational klingen, wird aber nicht in diesem Sinn gebraucht. In den Beschreibungen des Zwecks einer Beziehung steckt natürlich allerhand Unerklärliches und Emotionales, das man keinesfalls ans Licht zerren und bewerten oder analysieren sollte. Wenn zwei sagen, das Wichtigste wäre »die Familie« oder »nicht allein zu sein« oder »die Leidenschaft«, dann ist das so und wird von mir nicht in Frage gestellt. In der ERLEBTEN BERATUNG werden grundsätzlich keine Wertungen und aufgesetzten Ratschläge erteilt, etwa in der erwähnten Art, man könne nur lieben, wenn man sich selbst liebt etc.

Wenn zwei beispielsweise übereinstimmend erklären, ihre Beziehung diene der gemeinsamen Sexualität, können sie sich fragen, ob es lohnt, daraus eine »projektorientierte Beziehung« machen zu wollen, indem sie heiraten, Kinder in die Welt setzen und in eine Wohnung ziehen. Vielleicht sind nicht genügend gemeinsame Lebensträume vorhanden, um solch ein umfassendes Alltagsprojekt durchzuhalten; und wie die Praxis zeigt, profitiert

> Der Sinn der Benennung des Beziehungszwecks liegt nicht darin, ihn zu bewerten, sondern die Beziehung auf ihre Möglichkeiten und Grenzen hin zu betrachten.

eine leidenschaftliche Sexualität keineswegs von einem in allen Aspekten geteilten Alltag. Wenn zwei andere Partner feststellen, vor allem vom Wesen des Anderen fasziniert zu sein, ist das

Kinderkriegen oder die Bedürfniserfüllung womöglich zweitrangig. Dann genügt es, Zeit miteinander zu verbringen, zusammen zu sein, etwas miteinander zu unternehmen. Das Motiv der Wesensergänzung kann auch erklären, warum eine solche Faszination verloren geht. Wenn beispielsweise ein Partner das Wesensmerkmal, das ihn am Partner fasziniert, bei sich selbst entwickelt, kann die Bindung an den Partner nachlassen oder verloren gehen.

Welcher Sinn liegt in der Entdeckung, dass die Beziehung der Verwirklichung eines gemeinsamen Lebenstraumes dient, etwa dem Aufbau einer Familie? Die Partner wissen in dem Fall, dass sie nicht vorrangig der Sexualität wegen zusammen sind, und brauchen sich womöglich nicht mit dem Versuch zu plagen, die Leidenschaft ein aufs andere Jahr wach zu rufen. Auch wenn die Kinder später aus dem Haus sind und der Beziehungszweck bisher »Familie« lautete, kann die Frage, worauf die Beziehung jetzt beruht, zu einer neuen Orientierung beitragen.

Auch die Aufdeckung eines Beziehungsmythos kann Orientierung geben. Dadurch kann der Glaube an das Versprechen gestärkt werden und die Partner sind eher bereit, für ihren Traum einiges auf sich zu nehmen. Bei der christlichen Ehe mag das die Anstrengung der Treue sein, bei der offenen Ehe die Anstrengung, die damit verbunden ist, mit Eifersucht umzugehen. Bei einem Beziehungsmythos, der ja ein von der Gesellschaft direkt oder indirekt gemachtes Versprechen darstellt, stehen individuelle Lebensentwürfe oder Bedürfnisse oft zurück. In der christlichen Ehe geht es beispielsweise vorrangig weder um Sexualität noch um Lebensprojekte, sondern um den Dienst am anderen und damit an Gott.

Wer einen Beziehungsmythos übernommen hat und sich mit diesem überfordert, ist, wenn er diese Beziehungsgrundlage entdeckt, eher in der Lage, sich davon zu lösen. So kann die Klärung des Beziehungszwecks eine Entlastung der Beziehung von übermäßigen Ansprüchen bringen und die Konzentration auf das Wesentliche erleichtern.

Praktisches Vorgehen

Wie wird die Reflexion des Beziehungszwecks eingeleitet? Der Berater kann beispielsweise fragen, »*wenn ich euch zuhöre, frage ich mich, worauf eure Beziehung wohl beruht. Was meint ihr, weswegen ihr zusammen seid?*« Die Frage zielt nicht auf die Gründe des Zusammenseins, sondern auf das Ziel. Die Frage ist ungewohnt und löst oft Rätseln aus. Können die Partner diese Frage nicht leicht beantworten, kann man ebenso fragen, »*Was würden Sie am meisten vermissen, wenn Sie auseinander wären? Was würde Ihnen fehlen?*« Die Antworten deuten auf die Beziehungsgrundlage hin. Diese wird dann im Gespräch erörtert oder auf ein Flipchart gezeichnet. Man kann auch eine Verräumlichung vorschlagen und verschiedene »Grundlagen« im Raum aufbauen, auf die sich die Partner abwechselnd stellen, um sie zu testen. Diese Möglichkeit bringt die größte Verlangsamung und eventuell die besten Informationen mit sich.

Räumliche Darstellung der Beziehungsgrundlage

Eine Beziehungsgrundlage sollte man nicht allein verbal herausstellen, besser und effektiver ist es oft, sie räumlich zu verdeutlichen. Dazu bieten sich kleine Würfel aus Schaumstoff oder Pappe in verschiedenen Farben an, die einzeln oder zusammengelegt eine Plattform – eben eine Grundlage – abgeben, auf der die Partner in Form von kleinen Figuren stehen. Diese Würfel können je nach Benennung mit Haftzetteln beschriftet werden. Auch Kissen, an die Zettel mit den entsprechenden Namen angeheftet werden können, eignen sich dazu. In Abb. 1 verdeutlichen die querliegenden Würfel die Anteile der verschiedenen Projekte an der Beziehungsgrundlage.

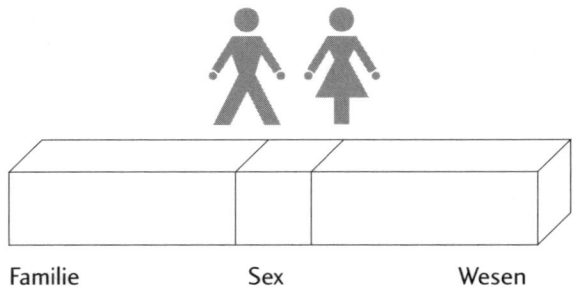

| Familie | Sex | Wesen |

Abb. 1   Beziehungsgrundlagen

Wenn, wie hier in der Abbildung, vorwiegend die Projekte »Familie« und »Wesensergänzung« die Beziehungsgrundlage bilden und »Sexualität« wenig grundlegend ist, hat das Bild, das ja von den Partnern selbst aufgestellt wurde, eine starke Bedeutung. Es kann ihr Verhalten ihrer Beziehung gegenüber verändern. Entweder, indem ein mittelmäßiger oder kaum noch vorhandener Sex akzeptiert wird oder indem die Partner beschließen, etwas für ihre Sexualität zu tun, um festzustellen, ob diese als breitere gemeinsame Grundlage taugt.

Wunsch und Wirklichkeit gegenüberstellen

Wichtig ist, dass die Beschreibung der Beziehungsgrundlage auf Grundlage der realen Wahrnehmung geschieht und nicht auf Grundlage von Wünschen und Vorstellungen. Sollte dieses Thema des Erwünschten, aber nicht Realisierten auftauchen und bedeutungsvoll erscheinen, würde es sich anbieten, zwei solcher Bilder nebeneinander zu stellen (s. Abb. 2).

Im Fall einer solchen Gegenüberstellung wird die Differenz zwischen Realität der Beziehung und Erwartung an diese deutlich. Dann ist klar, dass die Partner nicht die Beziehung haben, die sie wollen. Woran liegt es? Sicherlich ist es nicht Schuld des einen oder anderen Partners, sondern Ergebnis einer gemein-

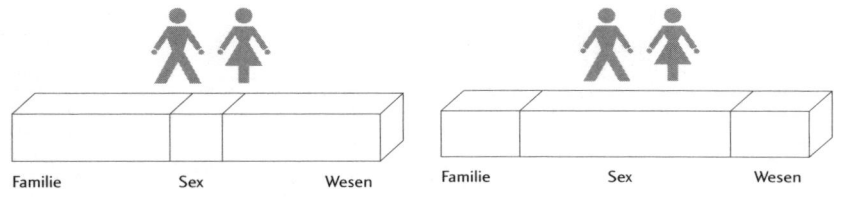

Familie	Sex	Wesen

Abb. 2   Reale Beziehung   Erwünschte Beziehung

samen Kommunikation, die nur sehr begrenzt willentlich steuerbar ist. Die Partner können sich fragen, ob sie ihre Beziehung so akzeptieren oder versuchen, etwas anderes miteinander »hinzubekommen«. Das würde von *jedem* Partner erfordern, in der Beziehung jemand anderes zu sein, also einen anderen Persönlichkeitsaspekt zur Geltung kommen zu lassen. Ob die Partner dazu bereit und fähig sind, könnte dann anhand der Arbeit mit Figuren erforscht werden.

Unterschiedliche Beschreibungen der Partner
Auch für den Fall, dass die Partner sich nicht auf eine gemeinsame Benennung einigen können, ergeben sich wichtige Hinweise aus der Frage nach der Beziehungsgrundlage. Es kann beispielsweise deutlich werden, dass jeder aus einem anderen Grund an der Beziehung interessiert ist. Der eine, weil die Sexualität für ihn besonders schön ist, der andere, weil er eine Familie gründen will. Damit würde die Grundlage des Konfliktes deutlich, der darin besteht, den Partner auf eine bestimmte Beziehung festlegen zu wollen (s. Abb. 3).

In solch einem Fall könnte deutlich werden, dass die Partner Unterschiedliches miteinander vorhaben. Für jeden bedeutet die Beziehung etwas anderes, und es wird nicht möglich sein, diesen individuellen Zweck durch Diskussion, Streit, Vorwürfe etc. zu beeinflussen. Allerdings kann schon allein durch die Wahrnehmung der unterschiedlichen Bedeutungen eine Ver-

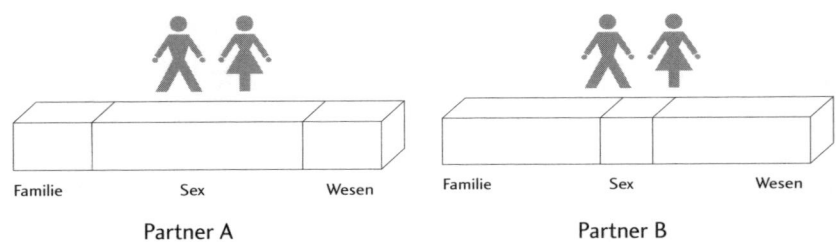

Abb. 3   Unterschiedliche Erwartungen/Wahrnehmungen der Partner

änderung der Situation eintreten, ausgelöst durch die Erkenntnis, »ich wusste gar nicht, wie wichtig … für dich ist«. Man könnte die Situation auch verräumlichen, indem jeder Partner sich auf seine Beziehungsgrundlage stellt und versucht, den anderen zu sich herüber zu bekommen. Wie wäre das möglich oder ist es schlicht unmöglich? Was lösen die entsprechenden Erkenntnisse aus?

Wo findet Begegnung statt – wo nicht?

Natürlich wollen Partner möglichst viel miteinander teilen, wollen sich in allen möglichen Lebensbereichen verbinden, aber es liegt aufgrund der Selbststeuerung von Beziehungen nicht in ihrer Hand, hierüber zu verfügen. Letztlich müssen sie erleben oder erleiden, was ihnen miteinander möglich ist und akzeptieren, wo sie zusammenkommen und wo nicht.

Eine weitere Möglichkeit, den Fokus auf die Beziehung zu lenken, entsteht aus eben dieser Frage, wo die Partner zusammenkommen beziehungsweise wo sie keine Gemeinsamkeit erleben. Allein die Frage in der Beratung aufzubringen und zu erörtern kann schon eine Menge Druck aus der Beziehung nehmen, weil damit deutlich wird, dass vollkommene Gemeinsamkeit oder überwiegende Gemeinsamkeit keineswegs selbstverständlich oder besonders verbreitet ist. Um die Frage nach den Begegnungen/Nichtbegegnungen zu beantworten, kann man sich eine Beziehung als ein Haus mit beliebig vielen Räumen vorstellen. In manchen Zimmern finden »Treffen« oder »Begegnungen« statt. Andere Zimmer betritt nur einer der Partner, wieder andere hingegen stehen ständig leer.

Zusätzliche Distanz zu den handelnden Personen einnehmen

Bei der Frage, wo Begegnungen stattfinden und wie diese ausfallen, kann es hilfreich sein, zusätzlich zur Distanz zur Beziehung auch eine Distanz zu den agierenden Personen einzunehmen. Dazu schlägt der Berater vor, dass die Partner nicht von sich sprechen und nicht die Begriffe »Ich« oder »Du« gebrauchen, sondern von »dem Mann« und »der Frau« in diesem oder jenem Raum erzählen. Anschließend achtet er darauf, dass diese Distanz eingehalten wird und nur in der dritten Person gesprochen wird. Es ist ein bedeutender Unterschied, ob jemand sagt »Ich fühle mich im Raum Sexualität nicht wohl« oder »Der Mann/die Frau fühlt sich im Raum Sexualität nicht wohl«. Den Unterschied werden Sie schon beim Lesen dieser beiden Formulierungen bemerken. Wenn man »über denjenigen« spricht, lassen sich andere Informationen mitteilen, als wenn man von sich selbst spricht. Beispielsweise wird es jemandem, der nicht gern gesteht, traurig zu sein, leichter fallen zu sagen »Der Mann/die Frau ist traurig«.

Aufgrund der durch diese Sprachform deutlich gewordenen Informationen kann man dann erforschen, was »der Mann« und »die Frau« denken, fühlen, befürchten oder erhoffen, worüber sie sprechen und worüber sie schweigen etc. Überaus interessant ist es auch, »den Mann« oder »die Frau« über die Gefühle und Gedanken des anderen spekulieren zu lassen. »Die Frau/der Mann denkt, dass der andere ... denkt/fühlt.« Solche Interpretationen vom Innenleben des Partners bringen manch wichtigen Verhaltensaspekt hervor und die Partner begreifen, warum sie so und nicht anders aufeinander reagieren und welchen Anteil Unterstellungen und Missverständnisse an ihrer Kommunikation haben.

Gemeinsame Räume

Ist das Haus mit seinen Begegnungs- beziehungsweise Nichtbegegnungsräumen beschrieben, ergeben sich genügend Ansatzpunkte, die Zusammenhänge der Begegnungen und deren Qualität zu erforschen. Finden beispielsweise im Raum »Sexualität« Begegnungen statt, kann man ggf. untersuchen, welche Temperatur oder Atmosphäre (kalt, warm, heiß, angespannt, ängstlich, entspannt, freudig, aufgeregt …) dort normalerweise herrscht oder welch ein Umstand sonst eine Rolle spielt. Auf solche Weise lässt sich erörtern, ob die Partner einen Raum gern betreten oder ob sie es nur widerwillig tun. Man kann ebenfalls darüber sprechen, was sich dort für ein »Stück« abspielt. Dann stellt man sich die Abläufe als ein Theaterstück vor und gibt diesem einen Titel.

Natürlich gibt es oft unterschiedliche Bewertungen der Partner dessen, was in einem Raum passiert. Der eine findet es spannend, der andere langweilig. Über unterschiedliches Erleben sollte man jedoch keine Rechthaberei zulassen, sondern diese Unterschiede interessiert aufgreifen und als Informationsquellen nutzen.

Wunsch-Räume

Auch die Räume, die nur von einem Partner betreten werden, können von großem Interesse sein. Beispielsweise könnte eine Frau sagen, im Raum »Sex« finde Begegnung statt, aber im Raum »Erotik« sei sie alleine, der werde vom Partner nicht betreten. Der mag darüber erstaunt sein und den Unterschied zwischen den beiden Räumen nicht verstehen, und daraus ergibt sich dann die Möglichkeit, »die Frau« in dem Raum Erotik mit ihren Hoffnungen, Sehnsüchten und stillschweigenden

Erwartungen besser kennen zu lernen, ebenso »den Mann«, der da vor der Tür zu diesem Raum steht und eventuell gehemmt ist, dort einzutreten oder der gar nicht weiß, dass es solch einen Raum gibt. Ebenso kann es sein, dass der Mann gar kein Interesse an diesem Raum hat und folglich auch nicht an der Schwelle steht; oder jemand möchte momentan in einem Raum allein sein und will gar nicht, dass der Partner eintritt. All das ist aufschlussreich.

Leere Räume

Bleiben Räume leer – beispielsweise der Raum »Freizeit« – dann kommen die Partner in diesem Bereich nicht zusammen, es besteht keine Gemeinsamkeit und es bestehen auch keine Sehnsüchte diesbezüglich (sonst wäre einer alleine darin). Auch in dem Fall lässt sich einiges erforschen. War der Raum immer schon leer? Haben dort unliebsame Ereignisse stattgefunden? Besteht Lust, diesen Raum gemeinsam zu betreten? Was müsste sich konkret dort abspielen? Was dürfte nicht geschehen? Oder sollte er besser leer bleiben?

Konkretes Vorgehen

Nachdem der Berater vorgeschlagen hat, die Beziehung als Haus mit Räumen zu sehen, fordert er jeden Partner auf, die Räume zu benennen, die er für eine Beziehung für wichtig erachtet. Dazu kann jeder einen Zettel erhalten, auf den er diese Räume in der Reihenfolge ihrer Bedeutung notiert. Durch das getrennte Notieren wird ein Übernehmen aus Freundlichkeit vermieden. Die Namen der Räume sollen von den Partnern vergeben werden, der Berater kann hierzu Vorschläge machen oder er kann zum Zweck der Genauigkeit nachfragen, starre Vorgaben sind unbrauchbar. Grundsätzlich ist jede Benennung möglich, die den Partnern Sinn macht. So kann ein Raum »Vertrauen« heißen oder »Stille« oder »Arbeit« oder sonst wie. Das ist ganz den Partnern überlassen. Die

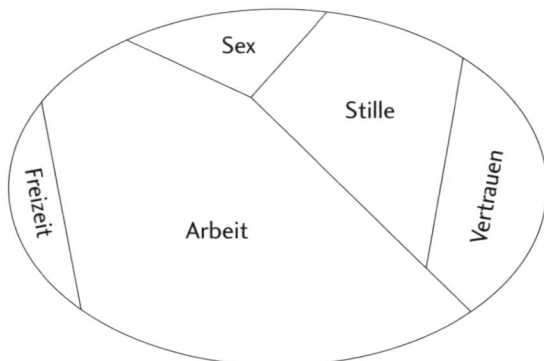

Abb. 4   Beispiel für verschiedene Räume, die mit entsprechenden Namen
versehen werden. An der Größe und Form der Räume lassen sich
einige Informationen ablesen, zusätzlich kann man mit Farben die
Atmosphäre verdeutlichen und durch Punkte die Anwesenheit der
Partner in den einzelnen Räumen markieren.

Räume können dann auf ein Flipchart gezeichnet werden, bis
sich ein Bild des Hauses ergibt (Abb. 4).

Auch dabei ist Kreativität gefragt. Beschreibt beispielsweise
ein Partner die Räume, in denen Begegnung stattfindet, als
»vom anderen dominiert«, kann man jedem Partner eine Farbe
zuordnen und die Räume entsprechend des Anteils der Partner
schraffieren. Wenn dann 80 % der Flächen blau und 20 % grün
markiert sind, hat man ein deutliches Bild für die Zurückhal-
tung des einen Partners.

Grundriss auslegen

Man kann auch einen Schritt über die verbale Verständigung
hinausgehen und die Räume durch Seile auf dem Boden darstellen, die man in Form eines Grundrisses auslegt. Auf diesem
Grundriss kann man sich dann bewegen und so die Beziehung
erforschen. Auf solche Weise lässt sich durch die Frage »Wo
(und wie) begegnen sich der Mann/die Frau?« beobachten,
welche Räume gemeinsam betreten werden, wer darin wie viel

Bewegungsspielraum einnimmt, wer sich einschränkt oder einschränken lässt, wer bestimmt, was geschieht oder wer sich anpasst. Es ist auch möglich, in verschiedenen Räumen zu stehen und herauszufinden, was die Partner dort tun, ob sie warten, ob und wie sie versuchen, den anderen Partner zum Eintritt zu bewegen etc. Bei all diesen Erforschungen kann es sehr hilfreich sein, in der Sprachform der 3. Person zu bleiben und nicht als »Ich« und »Du« miteinander zu sprechen.

Persönliche Räume
Interessant ist auch die Frage, ob es persönliche Räume gibt und ob diese gebraucht werden oder ob sie respektiert werden. Ein persönlicher Raum stünde einem Partner allein zur Verfügung, Eintritt wäre nur nach Erlaubnis möglich. Ein persönlicher Raum könnte beispielsweise eine Stimmung oder einen Zustand symbolisieren oder Geheimnisse. In Bezug auf persönliche Räume kann es leicht zu Grenzüberschreitungen kommen, beispielsweise wenn ein Partner eifersüchtig ist und in den Sachen oder der Innenwelt des anderen herumstochert. Eine solche Grenzüberschreitung lässt sich auch gut mit Seilen verdeutlichen. Der persönliche Raum lässt sich dann mit einem Seil abgrenzen, als geschlossenes Viereck beispielsweise. Dann lässt sich veranschaulichen, was eine Überschreitung darstellt und wie der Partner darauf reagiert. Das kann eine Bemerkung sein, eine Frage, eine Handlung etc. Bei dieser Bemerkung, Frage oder Handlung wird gleichzeitig die Grenze überschritten. Anschließend lässt sich darstellen, wie die Begegnung besser ablaufen könnte, woraufhin sich bestimmte Figuren zeigen, die sich als Leitfiguren nicht nur für dieses abgegrenzte Problem anbieten.

Ein Stück benennen und spielen
Wie schon angedeutet, kann man sich einen problematischen Raum, der von den Partnern hervorgehoben wird, vornehmen

und die Abläufe darin als Theaterstück inszenieren. Stellen wir uns beispielsweise vor, ein Raum trägt den Namen »Freizeit« und konkret findet dort Tennis statt. Das Stück, das dort spielt, braucht einen Namen. Es dauert eine Weile, bis die Partner sich auf einen Titel geeinigt haben, der lautet »Der Champion«. Es werden nur die Szenen, die die Partner für wesentlich halten, ins Drehbuch aufgenommen. Die Partner demonstrieren, was dort passiert und sprechen dazu in der dritten Person. Wie der Titel andeutet, ist der Mann dominierend, die Frau macht mit. Der gesamte Ablauf oder eine Schlüsselszene (sagen wir, der Aufschlag) wird einige Male wiederholt und dabei herausgefunden, was »der Mann« und »die Frau« denken und fühlen, wozu sie sich gezwungen fühlen etc. Nebenbei beachtet der Berater hier wie in allen anderen Übungen, welche Figuren auftauchen, welche davon das Problem repräsentieren und welche von jenseits dieser Identifikation stammen und Verhaltensalternativen anbieten können. Doch was im Beziehungshaus konkret erforscht wird, hängt von den Wünschen der Partner ab. Diese lebendigen Erforschungen fallen oft leichter als Gespräche und machen den Partnern in den meisten Fällen viel Spaß.

Was verbindet die Partner – und was trennt sie?

Die folgende Form der Beziehungsreflexion wende ich beispielsweise an, wenn Partner klären wollen, ob sie zusammenbleiben oder auseinander gehen. Man kann sie auch nutzen, wenn sich etwa in der Beziehung etwas Grundlegendes verändert hat (Paradebeispiele: Kinder aus dem Haus oder ein Seitensprung ist passiert) und die Partner bezüglich ihrer Beziehung verunsichert sind und nicht recht wissen, was sie noch miteinander haben und was nicht mehr und was ihnen die Beziehung bedeutet.

Die Übung geht von der Frage aus, »was verbindet euch

miteinander?« Der Berater weist die Partner darauf hin, dass sie darüber durchaus unterschiedlicher Meinung sein können, dass also jeder etwas anderes für verbindend halten kann. Die Partner fangen meist gleich an aufzuzählen, was ihnen wichtig erscheint: Sexualität, Humor, Interessen, Arbeit, Meinungen, Gefühle, Projekte, Hoffnungen, Erinnerungen …, alles Mögliche kann hier aufgezählt werden. Es empfiehlt sich jedoch, nur mit den drei bis fünf wichtigsten Verbindungen zu arbeiten, weil sonst der Überblick verloren gehen kann. Sind einige wichtige Begriffe genannt, kann man Verbindendes (und falls sinnvoll, auch Trennendes) auf eine Flipchart schreiben. So ergibt sich ein erster Überblick. Intensiver und erkenntnisreicher ist es aber auch hier, erlebnisorientiert zu arbeiten.

Die »Verbindungen« durch Seile symbolisieren

Der Berater braucht dazu einen kleinen Vorrat an Seilen, am besten verschieden farbig und verschieden dick, jedes etwa fünf Meter lang. Diesen stellt er den Partnern zur Verfügung, die entsprechende Seile aussuchen, mit denen sie ihre Verbindungen symbolisieren. Von den drei bis fünf Seilen werden meist ein oder zwei als besonders wichtig erachtet. Mehr zu handhaben erscheint auch nicht als sinnvoll. Die Partner sitzen oder stehen sich nun im Abstand von etwa drei Metern gegenüber, der Berater legt die Seile zwischen sie und fordert sie auf, die entsprechenden Seile aufzunehmen, wenn sie sich durch die entsprechenden Empfindungen verbunden fühlen und sie liegen zu lassen, wenn diese Verbindung für einen oder beide nicht mehr besteht. Nun wird es spannend. Die Art, ob und wie die Seile ergriffen werden, stellt nonverbale Kommunikation in hoher Dichte dar. Wird ein Seil fest ergriffen oder mit spitzen Fingern gehalten? Wird es zögerlich aufgenommen oder entschlossen?

Ein Partner wird beispielsweise Zeuge, wie der andere das Seil mit dem Namen »Vertrauen« kurz in die Hand nimmt, dann aber wieder hinlegt. Oder dass einer das Seil »Sex« gar nicht erst aufnimmt, obwohl die beiden Sex miteinander haben. Das ist irritierend, und auf die Frage, was es bedeutet, das Seil liegen zu lassen, kommt vielleicht die Antwort »Für mich ist das kein guter Sex«. In dem Fall könnte der Name des Seiles korrigiert werden in »guter Sex«, während man ein zweites Seil mit Namen »schlechter Sex« dazu nimmt. Dann hätte jeder das Ende eines anderen Seils in der Hand und das gäbe viel Stoff zur Erforschung der unterschiedlichen Erfahrungen. Wieso ist der Sex für dich gut und für mich nicht? Was ist überhaupt guter Sex? Muss Sex immer gut sein?

Was war, was ist, was gewünscht wird
Ein Seitensprung stellt viele Beziehungen auf den Prüfstand und ruft die Frage nach den »Verbindungen« regelrecht hervor. Nach einem Seitensprung wird in den meisten Fällen ein Seil mit dem Namen »Vertrauen« von dem ›betrogenen‹ Partner liegen gelassen oder er sagt, es wäre gerissen oder eingerissen oder sehr dünn geworden. In dem Fall könnte man erforschen, was passieren müsste, um das Seil wieder aufzunehmen, oder was dem Seil wieder mehr Festigkeit geben könnte, wenn das von beiden gewünscht wird. Oft lässt sich nach einer solchen Darstellung und Erforschung schon am Ende der Sitzung feststellen, ob das Seil etwas stärker geworden ist oder ob ein neues Seil mit dem Namen »Hoffnung auf … Vertrauen … oder …« dazugekommen ist. Wenn sich die Auseinandersetzung hauptsächlich um ein bestimmtes Thema, etwa um »Vertrauen« dreht, kann man die verschiedenen Aspekte des Themas durch verschiedene Seile darstellen. Dann besteht vielleicht Vertrauen in Bezug auf »Ehrlichkeit«, was durch ein Seil, das beide halten, angezeigt wird, während das Seil mit dem Namen »Vertrauen auf sexuelle Treue« von einem Partner nicht aufgenommen wird und der verkündet, es auch zukünftig nicht mehr aufzunehmen. Der Partner macht damit deutlich, dass er darauf nicht

mehr vertrauen will; und dann kann sich der andere alle dies-
bezüglichen Beteuerungen sparen und realisieren, wie sich die
Beziehung durch sein Verhalten und die Reaktion des Partners
darauf verändert hat.

Es vor Augen haben

Anhand von Seilen lässt sich darstellen, was einmal war, was
durch einen Vorfall gelöst oder gekappt wurde, was gewünscht
wird und was nicht. Es geht in dieser Übung aber nicht darum,
mutwillig Verbindungen herzustellen oder zu fördern. Vielmehr
sollen die Partner erleben, wodurch sie verbunden waren, verbunden sind oder sein wollen. Daraus können sich Ansatzpunkte ergeben, wie Veränderungen möglich sind und wo
sie – falls gewünscht – ansetzen können.

Die Wirkung der Arbeit mit Verbindungen besteht vor allem
darin, dass Vorgänge verlangsamt dargestellt und tiefer nachvollzogen werden. Es ist ein Unterschied, ob man jemanden
sagen hört »Der Sex mit dir ist schlecht« oder ob man *sieht*, dass
jemand ein Seil mit dem Namen »Schlechter Sex« in der Hand
behält oder das Seil mit dem Namen »Guter Sex« aus der Hand
legt. Behält er es in der Hand, wird deutlich, dass er schlechten
Sex erträgt und sich selbst mit seinen Vorstellungen und Bedürfnissen nicht genügend einbringt. Legt er es ab, ist dies eine
quasi öffentlich gemachte Kündigung des Ertragens. Beides
geht in seiner Wirkung über Worte hinaus.

Veränderungen realisieren

Jeder Partner lebt mit einer Vorstellung davon, wie die Beziehung ist. Er identifiziert seine Beziehung mit dem Bild, das er
sich einst davon gemacht hat und das bestimmte Verbindungen beinhaltet, beispielsweise »Verliebtheit«. Im Laufe einer
Partnerschaft können sich aber Verbindungen auflösen oder
beschädigt werden oder reißen – oder es entstehen neue Verbindungen, ohne dass dies bisher bewusst geworden wäre. Oft

werden solche Veränderungen in der Beziehung wenig realisiert und daher kaum nachvollzogen. Wenn dann die Erwartung bestehen bleibt, dieses oder jenes müsste noch Verbundenheit erzeugen, ist eine klassische Beziehungserwartungsstörung vorhanden. Es kann dann besser sein, das Ende einer Verbundenheit nachzuvollziehen als weiterhin darauf zu warten, dass ihre Wirkung eintritt.

Beispiel: In einem solchen Fall legte ein Mann, dessen Frau Trinkerin war, ein Seil mit dem Namen »Achtung« auf den Boden. Die Frau hielt nun das andere Ende des Seils in der Hand und musste sich ihrerseits fragen, ob sie ihren Mann achtet. Schließlich lagen beide Enden auf dem Boden und damit war klar, dass in dieser Beziehung keine gegenseitige Achtung mehr vorhanden war – vielmehr *ver*achteten sich die Partner, ohne sich das bisher offen einzugestehen.

Man könnte nun ein Seil mit dem Namen »Verachtung« benennen, aber das wäre nicht produktiv, denn die Partner sind nicht durch Verachtung, sondern durch die dahinter liegende und in diesem Fall noch entfernt vorhandene Hoffnung auf Liebe verbunden. Diesen Namen »letzte vage Hoffnung auf Liebe« könnte ein zusätzliches Seil dann haben, wenn man für diesen Aspekt eines benutzen wollte. Das war in diesem Fall aber nicht nötig. Vielmehr ergaben sich schon aus dem am Boden liegenden Seil »Achtung« etliche Ansatzpunkte (worauf zielt die Verachtung, was wird nicht genügend geachtet …) und gleichzeitig waren erste Lösungsfiguren entstanden, »Mitteilsame« statt »Schweigsame«, oder »Beachtende« statt »Verachtende«.

Was trennt uns?

Partner gehen im Allgemeinen davon aus, überwiegend oder vollständig verbunden zu sein. Gerade in der Anfangsphase einer Beziehung fühlt sich die Verbindung vollständig an, weil

Trennendes nicht kommuniziert wird und erst nach und nach auftaucht. Meist ist der Prozess, das Trennende anzuerkennen, dann sehr mühsam. Wie ich an anderer Stelle[14] ausgeführt habe, ist Individualität – und damit Trennendes – für die Liebe aber unverzichtbar. Trennendes zeichnet sich nicht allein durch eine fehlende Verbindung aus, vielmehr sind auf jeder Seite Ansichten, Gefühle, Gedanken, Vorstellungen oder Verhaltensweisen vorhanden, die sich widersprechen und die – für das konkrete Paar – nicht zusammenzubringen sind. Es kann sich beispielsweise um politische Standpunkte, moralische Einstellungen, sexuelle Neigungen oder anderes handeln, das unvereinbar ist.

Beispiel: Eine Frau verweigert sich der Sexualität mit ihrem Mann, die von seinen leicht sadistischen Vorlieben dominiert war. Er kann sich Sexualität nur im Zusammenhang mit sadistischen Spielen vorstellen, sie will sich darauf »nie mehr einlassen.« Die beiden sind durch ihre Neigungen sexuell voneinander getrennt. Seile können das deutlicher machen als Worte. In dem Fall könnte man ein Seil mit dem Namen »Unterschiedliche sexuelle Neigungen« quer zwischen die beiden legen, weil die sexuellen Neigungen weder Neugier noch Hinwendung auslösen, sondern Distanz schaffen.

Trennendes sagt: Lass mich damit in Ruhe, das ist nicht mein Ding, damit habe ich nichts zu tun, das teile ich nicht mit dir. Es sagt, »ich bin anders«. Dass etwas Individuelles unvereinbar ist, bedeutet noch nicht, die Partner hätten dies realisiert oder anerkannt. Sie mögen einen Kampf darum führen, wer sich durchsetzen und dem anderen seinen Standpunkt oder seine Vorliebe aufzwingen kann, und dieser Machtkampf belastet die Beziehung. Dieser Kampf kann eingestellt werden, sobald es zu einem Eingeständnis kommt, in dieser oder jener Hinsicht unterschiedlich und diesbezüglich nicht verbunden zu sein.

Die Darstellung des Beziehungsverlaufs

Die meisten Beziehungen heute beginnen, indem die Partner sich verlieben und berauschenden Sex miteinander haben. Aber schon nach einer kurzen Weile stellt sich heraus, wohin der Zug geht – ob Bedürfniserfüllung oder die Verwirklichung von Lebensträumen oder die magischen Versprechungen des Liebesmythos oder die Faszination am Wesen des anderen ausschlaggebend sind.

Wenn im Beratungsgespräch ein Thema so beschrieben wird, dass es sich durch die gesamte Beziehung zieht (beispielsweise Sexualität) oder wenn ein einzelnes, konkretes Ereignis die Beziehung stark verändert hat, kann es hilfreich sein, den Beziehungsverlauf insgesamt oder einen wichtigen Abschnitt daraus darzustellen. Bevor mit der Zeichnung oder Darstellung des Beziehungsverlaufes begonnen wird, sollte geklärt sein, in Bezug auf welches Thema oder welches Ereignis dies geschieht. Geht es um Sex oder Vertrauen oder Nähe oder Offenheit oder etwas anderes? Der Berater sollte darauf achten, dass nicht die äußerlichen Ereignisse im Vordergrund der Darstellung stehen, sondern dass die innerlichen Reaktionen dargestellt werden. Es geht darum, was im Zusammenhang mit äußeren Ereignissen in den Partnern und dadurch mit der Beziehung geschehen ist.

Den Beziehungsverlauf zeichnerisch darstellen

Die Partner können am Flipchart verschiedene Entwürfe zeichnen, bis sie sich auf eine Sicht des Beziehungsverlaufes geeinigt haben. Das wird nicht auf Anhieb gelingen, aber die Hürden und Erkenntnisse bei der Umsetzung einer Übung sind ebenso wichtig wie die Übung selbst.

Beispiel: Ein Paar ist seit neun Jahren zusammen und beklagt, dass seit zwei Jahren kein Sex mehr miteinander stattfindet. Das Thema Sexualität tauchte in den Auseinandersetzungen des Paares in Abständen immer wieder auf, dann beschuldigten sich die Partner gegenseitig irgendwelcher Ursachen. Nach der Aufforderung, den Beziehungsverlauf unter dem Gesichtspunkt Sexualität zu zeichnen, kommt nach mehreren Entwürfen und 40 Minuten folgende Zeichnung (Abb. 5) heraus.

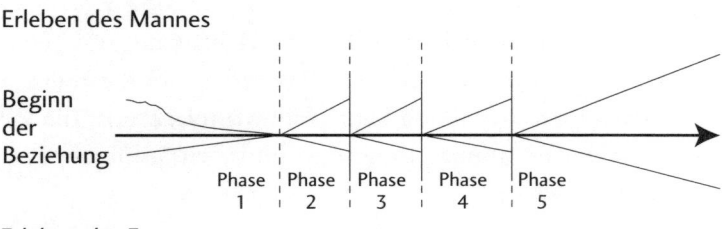

Abb. 5   Unterschiedliches Erleben eines Mannes und seiner Frau am Beispiel Sexualität

Der Bereich oberhalb der Mittellinie stellt das Verhalten/Erleben des Mannes, der Bereich unterhalb der Mittellinie das Verhalten/Erleben der Frau dar. Je weiter sich die »Verhaltensstriche« von der Mittellinie entfernen, desto geringer ist das Interesse an Sexualität. Zu Beginn der Beziehung spielte Sexualität keine große Rolle, es hat zwei Monate gedauert, bis die beiden zum ersten Mal miteinander schliefen (am Ende von Phase 1). Sexualität fand dann für einen kurzen Zeitraum statt, um alsbald nachzulassen. Der Mann hatte weniger Interesse daran als die Frau (Phase 2). Nachdem schließlich das Thema Trennung im Raum stand, kehrte die Sexualität schlagartig zurück, um dann allmählich wieder zu schwinden (Phase 3). Das passierte zwei weitere Male – immer im Anschluss an Trennungsgefahr – bis das Interesse an Sexualität aktuell noch weiter zu schwinden scheint (Phase 5). Anhand der Zeichnung realisieren die Partner den periodischen Verlauf ihrer Sexualität, die am Anfang keine Rolle spielte und immer dann wach wurde, wenn die Beziehung in Gefahr war, quasi um sie zu retten. Sexualität als Retter der Beziehung! Das Paar ist von dieser Erkenntnis erstaunt und amüsiert. Die Partner kommen nun zu dem Schluss, dass sie offenbar sexuell nicht besonders voneinander angezogen sind und kontinuierlicher Sex miteinander »nicht unser Ding« ist.

Die Zeichnung eines Beziehungsverlaufs kann frei gestaltet werden, sollte aber das Verhalten beider Partner darstellen, das ja voneinander abweichen kann. Die Mittelachse ist die Zeitlinie, auf der bestimmte Ereignisse und Zeiträume abgebildet werden können.

Den Beziehungsverlauf körperlich darstellen

Eine intensivere Möglichkeit, mit dem Beziehungsverlauf zu arbeiten, besteht darin, die Ereignisse räumlich und körperlich darzustellen. Dazu nimmt man eine Linie im Raum an (evtl. stellt man sie mit einem Seil dar) und markiert darauf (beispielsweise mittels Kissen oder Zetteln) wichtige Ereignisse. Hierüber müssen sich die Partner einigen, oft sind sie erstaunt darüber, was für den einen einschneidende Erlebnisse waren und für den anderen nicht. Anschließend stellen die Partner den Verlauf der Beziehung entlang der Zeitlinie dar. Dazu nehmen sie bestimmte Haltungen und Gesten ein, wenden sich je nach den Ereignissen an den Markierungspunkten einander zu, berühren sich, wenden sich voneinander ab etc. Das Ganze läuft also auf eine Verräumlichung hinaus. Wenn der Berater darauf achtet, dass alles sehr langsam und im gegenseitigen Kontakt geschieht und dass vor allem die inneren Abläufe (was ist in dir passiert, als das geschah) mitgeteilt werden, wird das Erleben an den Markierungen stark intensiviert und dadurch aufschlussreich. Die Partner sind gleichzeitig »drin« und »draußen«. Sie stellen dar und führen gleichzeitig Regie, können emotional sehr beteiligt sein und gleichzeitig Erkenntnisse gewinnen.

Beispiel: Ein eindrucksvolles Beispiel gibt ein Paar, das als eine Markierung ein Blatt Papier mit einem großen schwarzen Kreuz auf das Seil legt. Das Kreuz markiert den Tod ihres dreijährigen Kindes vor sechs Monaten. Vor diesem Ereignis stellen die beiden sich Hand in Hand dar, gehen in Zeitlupe entlang des Seiles, das die Zeitlinie darstellt. Dann kommt der Tod des Kindes. An dieser Stelle verharren die Partner, dann wendet sich die Frau dem Partner zu, schaut ihn wartend an, lässt dann seine Hand los und senkt den Kopf. Aufgefordert, zu zeigen »was jetzt innerlich geschieht«, wendet sie sich ab und geht seitlich weg. Der Partner versucht ihr zu folgen, aber sie bedeutet ihm, weg zu bleiben.

Diese Darstellung löst einiges aus. Die Frau sagt, sie habe nach dem Tod des Kindes an ihrem Partner keine Zeichen tiefer Trauer wahrgenommen und sich mit ihrem Schmerz allein gefühlt. Daraufhin habe sie sich von ihm entfernt, weil sie ihm sein Verhalten übel nahm. Der Partner versteht nun, warum die beiden seit dem Tod des Kindes nicht mehr zueinander finden. Er ist schockiert, gibt aber zu, dass es ihm schwer fällt, seine Gefühle zu zeigen. Er habe stattdessen versucht, sich zusammen zu reißen und seine Partnerin zu stützen.

Es beginnt ein Austausch über die Bedeutung, die der Tod des Kindes für jeden Partner hat und ob die Frau Stützung braucht und was Stützung für sie bedeutet. Dieser Austausch findet im Raum an der Mittellinie statt und führt die Partner allmählich näher zueinander. Am Ende der Sitzung stehen sie sich im Abstand von einem Meter gegenüber und schauen sich traurig, aber offensichtlich erleichtert an. Sie sind sich näher gekommen.

Das Beispiel weist auf einen zentralen Punkt in der Darstellung des Beziehungsverlaufes hin. Es geht darum, an einer als bedeutungsvoll erachteten Markierung die *inneren* Abläufe sichtbar zu machen und damit nachvollziehbar. Diese Reaktionen können dann erforscht werden. Aber natürlich kann es auch sein, dass nicht eine bestimmte Markierung, sondern der ganze Ablauf zu Erkenntnissen führt, wie das im Beispiel der obigen Zeichnung (Abb. 5) der Fall ist.

Benennen der Beziehung

Die letzte hier vorgestellte Möglichkeit, die Beziehung in den Fokus zu nehmen, ist grundlegend und bietet Ansatzpunkte für den weiteren Umgang mit einer Beziehung. Es geht darum, der Beziehung einen Namen zu geben. Weiter vorne habe ich schon erläutert, wie sinnvoll es ist, den gegenwärtigen oder allgemeinen Zustand einer Beziehung mit einem Namen zu bezeichnen. Mit diesem Namen lässt sich nicht nur die Beziehung erforschen, es wird auch ein Übergang geschaffen, der die Personen in den Fokus nimmt, indem er der Frage nachgeht, *wer* diese Beziehung führt. Dies wird Thema im nächsten Abschnitt sein.

Üblicherweise erzählen Partner in der Beratung dies oder das, kritisieren sich oder den anderen, breiten die Geschichte der Beziehung aus oder präsentieren ihre Erwartungen. Damit befinden sie sich oft in der Vergangenheit (wer hat was gemacht) oder der Zukunft (wie es werden soll), nicht aber in der Gegenwart ihrer Beziehung. Ihnen fehlt in den meisten Fällen schlicht der Abstand, um die Kommunikation zu beobachten und deren problematische Zusammenhänge zu erkennen. Mit mehr Abstand würde der Anteil beider Partner am Beziehungszustand deutlich werden und Schuldzuweisungen würden sich erübrigen; und ausgehend vom Namen der Beziehung lässt sich konkretisieren, welche Beziehung jeder Partner sich zukünftig wünscht. Auch diese Erwartung ist von Erwartungen an den Partner zu unterscheiden. Man kann sich eine liebevolle Beziehung wünschen, doch ob die Partner diese hinbekommen, das liegt nicht am Einzelnen. Es spricht also vieles dafür, den gegenwärtigen Zustand der Beziehung zu realisieren. Das geschieht, indem die Partner einen Begriff finden, der ihre Beziehungsrealität am ehesten beschreibt.

Beispiel: Ein Paar streitet sich heftig und seit langem. Beide vermissen Nähe und geben sich gegenseitig die Schuld dafür. Ihre Angriffe sind persönlich und gehen unter die Gürtellinie, nicht zuletzt, weil darin alles verwertet wird, was sie aus ihrer langjährigen Beziehung voneinander wissen. Beleidigungen und Verletzungen fliegen hin und her.

Der Berater lässt dies eine Weile geschehen und stellt dann die Frage: »*Was für eine Beziehung habt ihr eigentlich seit geraumer Zeit und jetzt gerade? Wie würdet ihr die nennen?*«

Um diese Fragen zu beantworten, müssen die Partner ihren Kampf einstellen und einen Abstand zum Geschehen und zu sich selbst herstellen. Sie sind im ersten Moment verwirrt, beginnen wieder mit Schuldzuweisungen, der Berater wiederholt aber seine Frage und verspricht, später zu den Personen zu kommen. Dann tauchen einige Begriffe auf: Kampfbeziehung, gemeine Beziehung, hässliche Beziehung … aber diese Bezeichnungen greifen nicht recht.

Der Berater hakt nach. »*Wenn die Beziehung ein Mensch wäre, in welchem Zustand befände der sich?*«

Nach einigen Minuten kommt ein besserer Begriff. Es sei eine »verletzte« Beziehung, aber auch das scheint noch zu wenig greifbar zu sein, was sich daran zeigt, wie die Partner nach weiteren Beschreibungen suchen und auch der Berater nicht das Gefühl hat, der Begriff greife. Schließlich taucht ein anderer Begriff auf, den der Berater vorschlägt. Er fragt, ob es sich um eine »sterbende« Beziehung handelt. Die beiden Partner nicken schweigend und sind schlagartig betroffen.

Dieser Name lässt die Partner erschrecken und den realen Zustand ihrer Beziehung erkennen. Jeder weiß augenblicklich, dass er seinen Teil zu ihrem Zustand beigetragen hat, woraufhin keine Schuldzuweisung mehr auftaucht. Darüber hinaus realisieren die Partner, dass die Beziehung diese Behandlung nicht mehr lange aushalten wird, dass sie sozusagen in den letzten Zügen liegt.

Diese Erkenntnis-Effekte ergeben sich aus dem Namen, über den die Partner ja selbst entscheiden. Die Partner nehmen sich zurück und haben die Beziehung im Fokus, deren Bestand hoch gefährdet scheint. Damit verändern sich ihr Empfinden und auch ihr Verhalten. Egal, wie es jetzt weitergeht, ob es auf eine Trennung hinausläuft oder ob sie zusammen bleiben, solange die Partner ihre Beziehung im Fokus behalten, werden sie nicht in der Lage sein, weiter auf sie einzudreschen.

Auf einen Begriff einigen

Damit der Zustand der Beziehung möglichst umfassend und für beide handhabbar beschrieben wird, sollten sich die Partner auf einen Namen einigen, weil es wenig brauchbar erscheint, mit zwei unterschiedlichen Beziehungsbegriffen zu arbeiten. Die Einigung auf einen Begriff, dem beide zustimmen, kann natürlich einige Zeit in Anspruch nehmen. Das macht nichts, ist im Gegenteil sogar interessant.

Verschiedene Begriffe erläutern

Wenn keine Einigung auf einen Namen möglich scheint, können die Partner staunen, wie unterschiedlich sie ihre Beziehung wahrnehmen. Einer spricht vielleicht von einer *vertrauten* Beziehung, während der andere von einer *gleichgültigen* Beziehung spricht. Das gibt Gelegenheit, den Begriff und das dahinter stehende Empfinden zu erläutern – eine hervorragende Gelegenheit zu einer Kommunikation, in der jeder sich selbst darstellen kann. Der Berater sollte darauf achten, dass keine Diskussion entsteht, dass weder bestritten noch angezweifelt wird. Er sollte lediglich Nachfragen des einen zum Erleben des anderen Partners erlauben, die von Neugier und Interesse geprägt sind. Gelingt das nicht, steht das Thema Kommunikation im Raum und die Frage, inwieweit die Partner am Innenleben und der unterschiedlichen Realität des anderen interessiert sind oder nicht.

Tauschen sich die Partner über ihre unterschiedliche Wahrnehmung aus, taucht früher oder später doch ein Begriff auf, der das gemeinsame Erleben beschreiben kann. Im Fall der »vertrauten« versus »gleichgültiger« Beziehung mag der Name, dem beide schließlich zustimmen, vielleicht *Gewohnheits-Beziehung* lauten, und es wird klar, dass der eine Gewohnheiten schätzt, der andere aber nicht. Das lädt dann wiederum dazu ein, die unterschiedlichen Bedürfnisse zu erörtern.

Begriffe erfinden

Der Name für ihre Beziehung wird grundsätzlich von den Partnern vergeben, der Berater macht lediglich Vorschläge. Auch hier ist der Prozess der Namensfindung meist ebenso wichtig wie der Name selbst, es besteht also kein Grund zu Eile und Ungeduld seitens des Beraters. Beispielhafte Namen lauten: harmonische, gleichgültige, langweilige, leidenschaftliche, stetige, vertraute, zerstörte, unsichere, verletzte, angespannte, distanzierte, ungewisse, zuverlässige Beziehung ... oder ganz anders. Oft lassen sich passende Namen finden, indem mehrere Eigenschaften verbunden werden. Beispielsweise eine »sporadisch-leidenschaftliche« oder eine »periodisch-nahe« oder eine »unterschwellig-aggressive« Beziehung und anderes mehr. Der Phantasie sind da keine Grenzen gesetzt. Wichtig ist allein, dass der Name den Partnern Sinn macht.

Was braucht die Beziehung?

Wenn der Zustand einer Beziehung benannt ist, kann man auf verschiedene Weise fortfahren. Das hängt ganz von den Wünschen der Partner, ihrer Bereitschaft und dem Verlauf der Beratungssitzungen ab. In jedem Fall lässt sich mit der Frage »Wer führt *diese* Beziehung?« und den Problem- und Lösungsfiguren weitermachen, wie es im nächsten Abschnitt beschrieben ist. Manchmal lohnt es aber auch zu erforschen, was die Beziehung braucht. Die Frage ist allerdings ungewöhnlich. Gewöhnlich wird eine Beziehung ja nicht als eigenständiges »Wesen« gesehen, das eigene Bedürfnisse (= Bedingungen) hat. Die Frage erhöht den Abstand der Partner zur Beziehung, wodurch sie diese noch klarer sehen können und sich damit befassen, unter welchen Bedingungen sie höchstwahrscheinlich fortgeführt werden kann. Die Frage, was die Beziehung braucht, ist zwar eine Spekulation bezüglich ihrer Resonanz, aber in vielen Fällen eine Spekulation, in die Erfahrung mit einfließt und die brauchbare Handlungsvorschläge liefert.

Was brauchen Beziehungen? Oft weicht das von dem ab, was sich die Partner wünschen oder vorstellen. Die Partner mögen sich für eine verletzte Beziehung beispielsweise »Unversehrtheit« wünschen und versprechen sich mitten in einer schweren Phase in Momenten der Versöhnung womöglich »dass jetzt alles wieder gut ist«, aber die Beziehung braucht etwas ganz anderes. Sie braucht erst einmal eine Phase der Heilung, also des respektvollen Umgangs miteinander, und unversehrt wird sie wahrscheinlich nie wieder sein. Sie wird Narben davontragen oder Empfindlichkeiten und wunde Punkte behalten.

Was eine Beziehung braucht, lässt sich oft vom Namen her ableiten, den sie in dieser Phase erhält. Ich würde diese Frage auch nur dann stellen, wenn der Name das nahe legt oder die Partner den Punkt ansprechen, wie sie jetzt mit der Beziehung umgehen sollen. Die Antwort muss sich nicht unbedingt aus der persönlichen Überlegung der Partner ergeben. Die Partner können sich stattdessen vorstellen, die Beziehung wäre ein Lebewesen, das vom Verhalten der Partner betroffen wurde und daher diesen Namen für seinen Zustand bekam. Was würde dieses Lebewesen brauchen?

- Eine *langweilige* Beziehung bräuchte vielleicht: den Bruch mit Gewohnheiten und das Wagnis zu etwas Neuem – Lebendigkeit.
- Eine *unterschwellig-aggressive* Beziehung bräuchte womöglich offene Aggression in angemessener Form – Auseinandersetzung.
- Eine *unsichere* Beziehung bräuchte vielleicht die Erlaubnis, unsicher sein zu dürfen, ohne dass ihr eine Scheinsicherheit aufgezwungen wird – Akzeptanz.
- Eine *angespannte* Beziehung bräuchte vielleicht ein offenes Wort oder müsste eine Weile in Ruhe gelassen werden – Offenheit oder Distanz.

Pauschal lässt sich nicht viel dazu sagen, was eine Beziehung braucht. Ich möchte nochmals betonen, dass die Partner auch hier das letzte Wort haben. Selbst wenn sie beispielsweise unter einer *unsicheren* Beziehung leiden und der Berater glauben mag, diese Beziehung sei nicht abzusichern, können die Partner dennoch versuchen, eine *sichere* Beziehung zu bekommen. Wenn ihnen das nicht gelingt, werden sie die Option, eine unsichere Beziehung zu führen, vermutlich ergreifen oder andere Konsequenzen ziehen.

Damit sind einige Möglichkeiten, im Rahmen der ERLEBTEN BERATUNG die Beziehung in den Fokus zu nehmen, beschrieben. Diese Vorgehensweisen führen dazu, dass die Partner Abstand zu den handelnden Personen und zu der Beziehung einnehmen.

Ich habe schon erwähnt, dass Partner selten über ihre Beziehung reflektieren. Es gibt allerdings eine Ausnahme hierzu. Wenn die Beziehung äußerst gefährdet ist und kurz vor ihrem

Ende steht, sprechen Partner oft ganz von selbst nicht mehr von sich, sondern von »der Beziehung«. Ich habe das in der Beratung viele Male erlebt. Es ist, als würden sie spüren, dass sie sich zurücknehmen müssen und dass es darauf ankommt, der Beziehung mehr Beachtung zu schenken als den Personen. Die Personen können in der ERLEBTEN BERATUNG natürlich nicht unbeachtet bleiben. Doch macht es oft erst Sinn, sich den Personen zuzuwenden, nachdem die Beziehung betrachtet wurde.

7. Die Partner im Fokus

Im vorigen Abschnitt habe ich die Beziehung in den Fokus genommen und damit deren Eigenständigkeit betont. Natürlich hängt der Zustand einer Beziehung allein vom Verhalten der Partner ab, aber gerade dieses liegt nicht im Belieben der Einzelnen. Es hängt vielmehr von zahlreichen Faktoren ab, von denen die meisten unbewusst sind. Die Vergangenheit, Hoffnungen und Ängste, Begierden und Sehnsüchte, Lebensentwürfe und anderes Individuelle mehr, über das der Einzelne nicht willentlich entscheiden kann, sind hier ausschlaggebend. Auch wenn jeder den gesellschaftlich vermittelten Liebescode verinnerlicht hat und daher weiß, was in der Liebe angebracht ist und was nicht, so kommt ihm doch immer wieder seine Individualität dazwischen.

Einschränkungen der Individualität durch Beziehungen

Um eine Beziehung eingehen zu können, stellen die Partner sich – genauer: ihre Kommunikation – aufeinander ein. Man teilt vorwiegend Verbindendes mit, man versucht, für alles offen zu sein und orientiert das eigene Verhalten am Erleben des Partners. Die Partner entwickeln ein System aufeinander bezogener Wahrnehmungen und Handlungen, dessen Aufgabe darin besteht, für einen möglichst reibungslosen Ablauf der Beziehung zu sorgen. Dabei werden individuelle Unterschiede, die für Reibung und Probleme sorgen können, so weit als möglich abgeschliffen. Mit anderen Worten: Der Beziehung zuliebe schränken Partner ihre Individualität ein. Kompromisse und Verleugnungen sind Teil dieser Verhaltensweisen. Man nimmt Rücksicht und ist vorsichtig. Nach und nach setzt sich auf diese

Weise ein *partnerschaftlicher* Umgang mit Liebe durch, was der Liebe die Spannung nimmt, die sie braucht, um intensiv zu bleiben.

Auf den Unterschied von Liebe und Partnerschaft – genauer: von emotional-leidenschaftlicher Liebe und partnerschaftlicher Liebe und auf die Unterschiede zwischen Liebeskommunikation und partnerschaftlicher Kommunikation – bin ich in meinem Buch *Und sie verstehen sich doch*[15] ausführlich eingegangen. Dort wird auch der Irrtum korrigiert, Beziehungskonflikte und vor allem der Rückgang der Leidenschaft wären auf ein fehlerhaftes Verhalten der Partner zurückzuführen. Mittlerweile wird auch in Fachkreisen beispielsweise von »zu wenig Liebe aufgrund zu guter Partnerschaft« gesprochen. Damit ist gemeint, dass der partnerschaftliche Umgang – verhandeln, Rücksicht aufeinander nehmen, Geben und Nehmen ausgleichen etc. – die Liebe einschränkt, und zwar deshalb, weil die partnerschaftliche Harmonie mit Individualität bezahlt wird. Individualität ist aber eine Bedingung der »Liebe der Individuen«, sie wird gebraucht und lässt sich nicht folgenlos zurückdrängen.

Konflikte als Versuche der Selbstbehauptung

Ein Beziehungskonflikt wird folgerichtig ausgelöst, indem individuell Unterschiedliches oder sogar Trennendes in die Kommunikation einfließt und den Zustand der Beziehung verändert. In der harmonischen Beziehung bricht Streit aus, in der partnerschaftlichen Beziehung kommt Langeweile auf, aus der leidenschaftlichen Beziehung zieht sich das Begehren zurück. Das passiert, weil die Partner ihr eigenes Verhalten nicht kontrollieren können. Sie täten dies gern, sie wären

Dem Interesse an der Liebe steht das Interesse an der Individualität gegenüber, und beides kann nicht reibungslos miteinander auskommen.

gern stets respektvoll, treu, liebevoll, verständnisvoll, rücksichts-
voll, leidenschaftlich, offen, zugewandt, aufmerksam usw. – aber
ihnen kommt das Bedürfnis dazwischen, sich unabhängig vom
Partner als eigenständiges Individuum zu erleben.

Die Machtkämpfe einer Beziehung können daher auch als
Versuche gesehen werden, die Individualität zu behaupten und
die eigenen Bedürfnisse und Vorstellungen gegen den Partner
durchzusetzen. Da dieser ebenfalls versucht, seine individuellen
Interessen durchzusetzen, liegt der Sinn von Beziehungskonflikten letztlich in der Selbstoffenbarung, im Entdecken und
Zeigen »wer ich bin«, damit ich »als dieser« geliebt werden
kann. Wer »ich bin« meint in diesem Zusammenhang: wer ich
unabhängig von der Beziehung bin.

Entdecken, wer man unabhängig von der Beziehung ist

Die Vorstellung, man könne in einer Beziehung sein und
gleichzeitig herausfinden, wer man unabhängig davon ist, mutet
etwas paradox an. Die Partner können aber durchaus herausfinden, wer sie *sonst noch* sein wollen. Denn im Grunde bekommen Partner in Beziehungskonflikten einen Konflikt mit der
Person, die sie *in* der Beziehung sind und finden auf diesem
Wege heraus, wer sie *sonst noch* sind. So gesehen kann man
jeden Beziehungskonflikt auch als einen Konflikt mit sich
selbst bezeichnen, als einen Konflikt zwischen den angepassten
und den nach Unabhängig-
keit strebenden Anteilen der
eigenen Persönlichkeit. Dieser Konflikt hängt sich am
entsprechenden Verhalten des
Partners auf.

In einer Beziehung entstehen ange-
passte Figuren, und die Konflikte darin
werden durch unangepasste Figuren
ausgelöst.

Die angepassten Figuren
tauchen in der Beziehung frü-
her oder später als Problemfiguren auf, sie sorgen für die
schließlich unerträgliche Beziehungssituation, während die

Lösungsfiguren auf mehr oder weniger geschickte oder auch auf destruktive Weise die Ausweitung individueller Möglichkeiten suchen.

Doppelsignale

Die Annahme der ERLEBTEN BERATUNG, dass ein Problem stets Ansätze zu seiner Lösung enthält bedeutet, dass jeder Problemfigur schon eine Lösungsfigur entgegensteht. Wie sonst sollte ein Problem entstehen, als dadurch, dass Persönlichkeitsanteile in Konflikt miteinander geraten? Die entsprechenden Figuren zeigt sich meist in Doppelsignalen, also in einer widersprüchlichen Kommunikation. In einem Doppelsignal teilen sich zwei unterschiedliche Persönlichkeitsanteile mit, von denen einer zur Identifikation des Betroffenen passt und der andere nicht.

Ein Persönlichkeitsaspekt findet sozusagen Platz im Bewusstsein, der andere nicht; und beide können nicht gleichzeitig dort auftauchen, weil sie sich widersprechen. Der Betroffene bemerkt sein Doppelsignal nicht oder wenn, dann deutet er es im Lichte seiner Identifikation um. Wer von sich meint, »stark« zu sein, der kann nicht gleichzeitig meinen, »schwach« zu sein. Wer meint, seinen Partner auf Händen tragen zu müssen, kann nicht gleichzeitig an sich selbst denken. Wer meint, seinen Partner sexuell befriedigen oder begehren zu müssen, kann nicht gleichzeitig seinen eigenen Impulsen folgen.

Womit auch immer ein Partner in der Beziehung identifiziert ist, früher oder später bekommt er Ärger mit sich selbst, mit einem anderen Teil seiner Persönlichkeit, der das Spiel nicht mitspielen will.

Um zu erkennen, welcher Teil der Person mit welchem anderen Teil ein Problem bekommt, darf man die Lage nicht aus einer Identifikation heraus beurteilen. Dann nämlich erscheint die Lösungsfigur als Problemmacher. Man muss quasi neutral sehen, mit Abstand auf sich selbst, um festzustellen, welcher Persönlichkeitsanteil ein Problem produziert und welcher es wie auch immer lösen will.

In der harmonischen Beziehung bricht Streit aus, weil ein Teil der Persönlichkeit sich egoistisch verhält. Der Streitmacher stellt nicht das Problem dar, vielmehr der Harmonische. Der Harmonische bekommt ein Problem mit dem Streitmacher, und der Streitmacher bietet eine Lösung an, indem er – meist indirekt – auf etwas hinweist, das dem Einzelnen wichtig ist.

In der partnerschaftlichen Beziehung kommt Langeweile auf. Der rücksichtsvolle Teil der Persönlichkeit bekommt ein Problem mit einem ungeduldigen Persönlichkeitsanteil, mit jemandem, der sich eingeengt und eingezwängt fühlt in Verhaltensanforderungen, die seine Lebendigkeit beschneiden. Jemand hält die Rücksicht nicht mehr aus, er möchte etwas anderes, und deshalb liegen die Lösungsmöglichkeiten beim Ungeduldigen.

Aus der leidenschaftlichen Beziehung zieht sich das Begehren zurück. Jemand sagt »Ich habe keine Lust mehr … es so … oder überhaupt … zu tun«. Die Lösung liegt beim Verweigerer, der etwas anderes will oder etwas Gewohntes nicht mehr tun mag.

Problemfiguren und Lösungsfiguren symbolisieren diese Persönlichkeitsanteile, die sich im Konflikt miteinander befinden, und wer sie identifizieren und erforschen kann, hat einen Schlüssel zur Veränderung der Beziehung in der Hand.

Wer führt diese Beziehung? Wer kann sie verändern?

Es ist den Partnern meist nicht möglich, direkt zu realisieren, wer sie unabhängig voneinander sind. Dazu ist die Identifikation mit der Vorstellung, wer man in der Beziehung sein soll, zu stark. Gleichzeitig damit werden die Möglichkeiten, die in den Konflikten liegen, nicht erkannt, weil man zu sehr darauf aus ist, den gewohnten Zustand der Beziehung wiederherzustellen. So ist es in den meisten Fällen leichter, zur unabhängigen Seite seiner Persönlichkeit zu gelangen, indem man zuerst deren abhängige Seite erforscht. Um zu entdecken, wer man *unabhängig vom Partner* ist, empfiehlt es sich zu erforschen, wer man *abhängig vom Partner* ist. Dabei hilft die Frage »Wer führt diese Beziehung?«

Im letzten Abschnitt des vorigen Kapitels ging es darum, den Zustand einer Beziehung zu benennen. Von diesem Beziehungs-Namen zu den handelnden Personen – genauer: den an diesem Punkt maßgeblichen Persönlichkeitsaspekten, die ich als Figuren bezeichne – ist es ein relativ kleiner Schritt. Man braucht lediglich der erwähnten Frage nachzugehen, wer diese beklagte und so benannte Beziehung führt. Wer führt diese leidenschaftslose … kämpferische … langweilige … sterbende … unsichere oder sonst wie befindliche Beziehung? Wer immer diese Beziehung führt, hat ihren Zustand verursacht. Die Beziehung kann ja nichts anders tun, als auf die Partner zu reagieren, sie stellt nichts anderes als deren Kommunikation dar. Es geht dabei allerdings, das muss betont werden, um die Entdeckung, wer die Partner *tatsächlich* sind und nicht, wer sie zu sein glauben. Das beinhaltet auch jenes Verhalten, das den Partnern entgeht, weil es ihnen nicht bewusst ist. Es geht darum, wer am Werke ist, wer den Engpass oder das Problem entstehen lässt, um danach herauszufinden, wer das Problem bewältigen könnte. Es geht um die Entdeckung der Problemfiguren und danach um die Lösungsfiguren, jene Persönlichkeitsanteile, die bereits unbemerkt an einer Lösung arbeiten.

Problemfiguren und Lösungsfiguren

Jeder Partner hat solche Vorstellungen von sich als Partner, die ihn unter Verhaltenszwänge stellen, jeder glaubt, auf eine bestimmte Weise sein zu müssen. Sagt jemand beispielsweise von sich, er sei ein »liebevoller« Partner, erlaubt er sich bestimmte Verhaltensweisen und verbietet sich andere. Er verbietet sich etwa so empfundenes egoistisches Verhalten, individuelle Träume und Sehnsüchte, gegenteilige Meinungen etc. Damit bereitet er den Boden für die unangepassten Persönlichkeitsanteile, die ich Lösungsfiguren nenne. Lösungsfiguren haben es sich zur Aufgabe gemacht, die »verbotenen« oder ausgeschlossenen Seiten der Persönlichkeit zu vertreten. Doch gehen wir der Reihe nach vor, um von der Problemfigur zur Lösungsfigur zu gelangen.

> Problemfiguren symbolisieren die Identität eines Partners, also derjenigen Persönlichkeitsanteile, mit denen er sich in seiner Beziehung identifiziert und mit denen er früher oder später ein Problem bekommt.

Beispiel: Ein Mann verweigert sich seiner Frau sexuell. Von beiden wird das als Problem empfunden. Die Frau fühlt sich abgewertet, sie hat den Anspruch, begehrt zu werden, der Mann sieht sich als Versager, er hat den Anspruch, seine Frau zu begehren. Die Problemfigur wäre in diesem Fall etwas locker ausgedrückt ein »Immerwollender«. Nicht zum Immerkönner passt, dass der Mann seine Frau nicht begehrt. Die sexuelle Verweigerung gehört nicht in die Identifikation, sie liegt außerhalb davon. Die Lösungsfigur wird wahrscheinlich ein »Nichtwollender« sein.

Bei der Handhabung der Begriffe »Problem« und »Lösung« findet in der ERLEBTEN BERATUNG eine interessante Umdeutung statt.

Ausschlaggebend dafür, ob ein Verhalten als Problemfigur oder als Lösungsfigur aufgefasst wird, ist die Selbstbeschreibung der Partner. Liegt das Verhalten innerhalb des Normalen, innerhalb einer gefestigten Identität, entspricht es fast immer der Problemfigur, liegt es außerhalb der Identität, zeichnet die Lösungsfigur dafür. In der ERLEBTEN BERATUNG wird also die Erkenntnis aufgegriffen, dass jede Identifikation auf Dauer ein Problem entstehen lässt, schon aufgrund ihrer Einseitigkeit. Es mag eine Weile dauern, Ich und Nicht-Ich zu unterscheiden und die passende Zuordnung zu treffen, in der Regel ist das aber nicht besonders schwierig. Siehe hierzu auch die Ausführung unter dem Kapitel »Eine kleine Übung zwischendurch«.

Das, womit die Partner bisher identifiziert sind und was sie als richtig betrachten, wird als Problem schaffend beschrieben, und das, was sie als problematisch betrachten, wird auf Lösungsansätze hin untersucht.

Bezogen auf das obige Beispiel ergäbe sich die Problemfigur relativ schnell aus der Beschreibung der Beziehungsgeschichte. Der Mann würde etwa sagen: »*Ich habe immer Lust auf meine Frau gehabt ... mir war es immer wichtig, sie auch sexuell zufrieden zu stellen ...*« Wer ist der Mann in seiner Beziehung (bisher gewesen) und ist er das von seiner Identifikation her immer noch? Ein »Begehrender«, ein »Aktiver«, ein »Wollender« oder der besagte »Immerwollende«.

Wer steht sich in der Beziehung gegenüber?

Diesem »Immerkönner« steht als Partnerin eine andere Problemfigur gegenüber, die am Zustand der Beziehung gleichermaßen beteiligt ist. Die Frau hört zu und nickt. »*Ich vermisse die Sexualität sehr, ich habe es immer genossen, wenn mein Mann mit mir schlief. Das hat mir immer ein schönes Gefühl gegeben, eine Bestätigung meiner Weiblichkeit.*« Als wer gibt sich die Frau hier zu erkennen? Als eine »Erwartende«, »Rezeptive« oder eine »Konsumierende«.

Es gäbe viele Möglichkeiten, die Problemfiguren zu bezeichnen, die das Verhalten der Partner symbolisieren, wichtig ist aber, dass sie und ihr Mann der entsprechenden Beschreibung zustimmen, dass sie also diese Figur erkennen. Die Partner sollten den Eindruck haben: Ja, so kenne ich mich und so kenne ich meinen Partner. Die Frau kann sich mit dem Namen »Erwartende« anfreunden und kennt auch den »Immerwollenden«, den sie jahrelang so sehr schätzte, weil er immer da war, wenn sie ihn wollte. An diesem Punkt sind die beiden Problemfiguren deutlich geworden und benannt. In dieser Beziehung stehen sich – bezogen auf das Thema Sexualität, das die Partner bewegt und weswegen sie in die Beratung kommen – ein »Immerwollender« und eine »Erwartende« gegenüber. Wenn die Partner dem zustimmen, kann man zum nächsten Schritt übergehen.

Die Choreografie des Problems
Diese beiden Problemfiguren haben durch das Zusammenspiel ihrer Verhaltensweisen den Zustand der Beziehung unbeabsichtigt erzeugt, die als »sexlose« oder »sexuell unbefriedigende« Beziehung bezeichnet werden könnte. Sie haben eine unbewusste Choreografie entworfen, die verlässlich zum (sexlosen) Zustand der Beziehung führt. Dieser Ablauf und die ihn produzierenden Problemfiguren können nun erforscht werden, wodurch, wie sich zeigen wird, die unbemerkt provozierten Lösungsfiguren deutlicher hervortreten.

Diese Erforschung ist auf vielfältige Weise möglich. Wichtig ist, dass bei der Erforschung der Problemfiguren stets *diese* beim Namen genannt werden und nicht die an den Klienten gerichtete Bezeichnung »Sie« verwendet wird. Bestenfalls kann man den Klienten derart ansprechen: »Sie als Immerwollender« oder »Sie als Erwartende«. Der Berater fragt bei seiner Erforschung nicht, *»welche Meinungen und Ansichten verleiten Sie zu diesem Verhalten«*, sondern er fragt, *»was denkt/meint/fühlt der Immerwollende/die Erwartende?«* Durch den grammatikalischen

Gebrauch der dritten Person wird der nötige Abstand zum eigenen Verhalten erzeugt, den es braucht, um die entsprechenden Meinungen, Ansichten, Überzeugungen, Zwänge etc. zu erkennen, die zur Problemfigur gehören und sich gleichzeitig nicht völlig damit zu identifizieren. Die Partner antworten deshalb auf die Fragen des Beraters nicht als »Ich«, sondern als »Immerwollender« oder »Erwartende«, beziehungsweise wenn diese später angesprochen werden, als die entsprechenden Lösungsfiguren. Wie kommt man der Choreografie des Beziehungszustandes auf die Spur? Da die beiden Problemfiguren benannt sind, kann man beispielsweise erforschen, was sie tun müssten oder was geschehen müsste, um das Problem absichtlich hervorzurufen und was während dessen innerlich geschieht.

> Der Mann sagt: »*Sie braucht nur zu sagen,* ›*Ich geh schon mal ins Schlafzimmer*‹*, oder zu rufen,* ›*Wo bleibst du denn? Ich würde dann losgehen, aber es würde bestimmt nicht klappen.*«
>
> Die Frau sagt: »*Stimmt, oder ich müsste mich beklagen, dass er so wenig Lust auf mich hat und zeigen, dass es mir deswegen schlecht geht.*«

Verkörperlichen der Problemfiguren

An solch einem Punkt können die Problemfiguren körperlich dargestellt werden und spielerisch in Aktion treten. Dazu nehmen die Partner eine dem jeweiligen Verhalten entsprechende Haltung ein. Der Mann geht in eine aktive Pose, er ist auf dem Sprung ins Schlafzimmer, die Frau legt sich auf ein vorgestelltes Bett und öffnet erwartend die Arme. In diesen Haltungen stehen die beiden sich nun gegenüber und nehmen sich gegenseitig wahr. Jetzt kann man die Problemfiguren beispielsweise interviewen.

> Der Berater will von »*dem Immerwollenden*« wissen, »*was ihn dazu bringt, sich ins Schlafzimmer zu begeben*« und »*was dort*

passiert«; und er will von *»der Erwartenden wissen, was sie dazu bringt, sich aufs Bett zu legen«* und *»was sie dabei denkt und fühlt«.*

Es sei nochmals betont: die Frage geht nicht an Herrn Müller und Frau Müller, sondern an »den Immerwollenden« und »die Erwartende«; und als diese sollen die Partner auch antworten. Bei dieser konkreten Erforschung der Problemfiguren geht es nicht um Meinungen über diese Verhaltensweisen, sondern stets um zweierlei: einerseits um das konkrete Verhalten, andererseits um die Gedanken/Gefühle, *die dieses Verhalten erfordern!* Jede Pro-

> Das Verhalten der Problemfiguren ist ein quasi zwanghaftes Verhalten, da es zu ihm bisher keine Alternative gibt. Gäbe es die, wäre das Problem längst gelöst.

blemfigur glaubt nämlich, so und nicht anders reagieren zu müssen, und hinter diesem Zwang stehen meist starke Gefühle oder massive Ängste. Diese erfordern das konkrete Verhalten auch unabhängig von seinen Auswirkungen, und genau dadurch entsteht das Problem.

Der Mann sagt (als Immerwollender): *»Mir ist klar, was meine Frau will. Ich habe schon zwei Wochen nicht mehr mit ihr geschlafen und weiß, dass sie darunter leidet. Also sag ich mir, › Ok, es muss sein‹ und mach mich auf den Weg ins Schlafzimmer. Ich gebe mir einen Ruck und versuche es.«*
Berater: *»Was muss sein?«*
Immerwollender: *»Ich muss ihre Wünsche erfüllen.«*
Die Frau sagt (als die Erwartende): *»Ich möchte Sex und denke, ich habe einen Anspruch darauf. Das gehört schließlich zu einer Beziehung dazu. Ich lege mich aufs Bett und hoffe, dass es diesmal klappt und ich nicht wieder frustriert werde.«*
Berater: *»Sie müssen warten?«*

Erwartende: »*Ja, was bleibt mir sonst übrig.*«

Berater: »*Das klingt irgendwie ziemlich fordernd, nicht bloß erwartend.*«

Frau: »*Ja, ich erwarte es, weil es mir zusteht.*«

Berater: »*Dann sollten wir sie ›Fordernde‹ nennen, am besten ›stillschweigend Fordernde‹.*«

Stillschweigend Fordernde: »*Einverstanden, das trifft es wohl genauer.*«

Berater: »*Was muss die stillschweigend Fordernde?*«

Stillschweigend Fordernde: »*Genau das: stillschweigend auffordern und warten*«.

Damit hat sich der Name der Problemfigur verändert, ein Vorgang, der oft in der Beratung vorkommt, sobald ein Verhalten erforscht wird. Der neue Name beschreibt das Verhalten dann exakter und wird ab da verwendet. Mit solchen Verkörperlichungen lässt sich humorvoll umgehen, indem man die Überzeugungen der Figuren leicht überzeichnet dargestellt. Der Berater könnte einige ein wenig übertriebene Interpretationen des jeweiligen Verhaltens ins Gespräch bringen und sagen, das klinge für ihn so, als ob der

»... *Immerwollende denken würde, ›Was soll's, bring es hinter dich‹*«, und als ob die »*stillschweigend Fordernde meinen würde, ›Nun aber hopp, leg mal endlich los‹*«.

Die Partner werden aus ihrer Rolle heraus diese Interpretationen aufgreifen oder korrigieren, und so werden neue, deutliche Informationen transportiert. Der Berater möchte *genau* wissen, was da getan und gedacht und gemeint und gefühlt wird, und er möchte es von den Problemfiguren wissen. Er möchte diese Figuren

Der Berater erhält eine Orientierung darüber, welche Fragen er stellt und welche Vorschläge er macht, aus seiner eigenen Neugier.

verstehen, und wenn dieser Eindruck entstanden ist, verstehen die Partner diese Verhaltensaspekte ebenfalls sehr viel besser.

Noch nicht ausreichend verstanden sind an diesem Punkt die Hintergründe des jeweiligen Zwangs, der beim Mann darin besteht, »ihre Wünsche erfüllen zu müssen«, und bei der »stillschweigend Fordernden« darin, »warten zu müssen«. Zwänge beruhen immer auf Befürchtungen, und diese sollten deutlich werden.

> Berater: »*Wozu müssen Sie ihre Wünsche erfüllen? Was ist sonst?*«
> Immerkönner: »*Sonst ist sie unglücklich …*«
> Berater: »*Und dann … was ist dann mit Ihnen?*«
> Immerkönner: »*Dann bin ich schuld daran.*«
> Berater: »*Sie ertragen es nicht, wenn andere unglücklich sind?*«
> Immerkönner: »*Nein, nicht wenn ich denjenigen liebe.*«
> Der Mann schweigt und nickt mit dem Kopf, als ob er seine Aussage bedenken und etwas darin erkennen würde.

Die Hintergründe von Zwängen werden deutlich, wenn man vom »Ich muss …« zum »sonst …« und weiter zum »dann …« geht. Spielen wir das auch für die Frau durch.

> Berater: »*Sie müssen stillschweigend fordern und dann warten? Sonst …?*«
> Stillschweigend Fordernde: »*Sonst passiert gar nichts.*«
> Berater: »*Und dann?*«
> Stillschweigend Fordernde: »*Dann bekomme ich gar keinen Sex*«.
> Bei dem Wort »Sex« errötet die Frau und senkt den Kopf.

Die Identifikation zu den Lösungsfiguren hin verschieben
Durch die Erforschung der Problemsituation wird das provoziert, was im Alltag des Paares bereits geschieht: Es tauchen Verhaltensimpulse und Gedanken und Gefühle von jenseits

der gezeigten Identifikation auf. Es tauchen beinah von selbst Lösungsfiguren auf, also jene Verhaltensweisen, durch die die Situation wahrscheinlich verändert werden könnte. Dass Lösungsfiguren auftauchen bedeutet nicht, die Partner hätten diese erkannt und als solche gewürdigt. Man kann sie aber recht einfach darauf hinweisen.

> Berater an den Mann: *»Was denken Sie über den Auftrag des »Immerwollenden«, die Partnerin stets befriedigen zu müssen. Und wie ist das eigentlich? Wie fühlt sich das eigentlich an?«*
> Der Mann antwortet unmittelbar *»Das ist ein bisschen viel verlangt, ein ziemlicher Stress, sehr anstrengend und frustrierend«.*
> Berater an die Frau: *»Und was denken Sie über die stillschweigend Fordernde? Und wie ist das, darauf angewiesen zu sein, dass er kommt und es macht?«*
> Die Frau antwortet: *»Ganz schön ärgerlich und auch ziemlich frustrierend«.*

Diese Fragen gehen nun nicht an die Problemfiguren, sondern an die Partner, an Herrn Müller oder Frau Meier, denn die Problemfiguren könnten sie kaum beantworten, weil sie vollständig mit ihrem Auftrag und Verhalten identifiziert sind. In den Antworten der Partner deuten sich nun die Lösungsfiguren als Gegenimpulse zu den Verhaltenszwängen an. Diese Impulse kann man aufgreifen und ihnen nachgehen, indem man sie isoliert betrachtet. Dazu werden sie sprachlich wieder von den Personen unterschieden.

> Berater zum Mann: *»Da sagt jemand, ›das ist Stress und ziemlich anstrengend‹. Das klingt nicht nach dem ›Immerwollenden‹. Wer ist das und was meint der eigentlich? Antworten Sie mir als dieser!«*
> Mann, nickend: *»Stimmt. Das ist eine Art Protestler. Der sagt ›Wieso soll ich immer den Anfang machen? Ich habe außerdem gar*

*keine Lust, immer zur Verfügung zu stehen. Ich will mich über-
haupt nicht mehr anstrengen!‹«*

Berater: *»Zeigen Sie mir diesen Mann. Eine Geste oder Haltung,
die für ihn charakteristisch ist.«*

Der Mann setzt sich hin und lehnt sich zurück. Er verschränkt die Arme hinter dem Kopf, als ob er im Urlaub
wäre oder gerade Feierabend macht. Der Berater teilt diese
Wahrnehmung mit.

Mann: *»Stimmt, Feierabend passt. Schluss mit dem Stress.«*

Der Berater gibt dem Mann jetzt eine Möglichkeit, noch
weiter in dieses alternative Verhalten zu gehen, indem er ihn
mit den Überzeugungen der Problemfigur konfrontiert.

Berater: *»Los, fang jetzt an, deine Frau wartet, sie will befriedigt
werden. Gib dir mehr Mühe. Wo bleibt die Erektion? Oder willst
du sie unglücklich machen?«*

Lösungsfigur: *»Interessiert mich nicht. Ich bin doch kein Call-
boy.«*

Berater: *»Komm, du willst doch. Reiß dich zusammen.«*

Mann (schaut an sich hinab und deutet auf seine Hose und
sagt frech) *»Nein, ich will nur, wenn der auch will«.*

Berater: *»Das klingt nicht, als ob der ›Immerwollende‹ das sagt.
Wie nennen Sie diesen Mann, der mir da gerade geantwortet
hat?«*

Mann: *»Das ist ein ziemlich gelassener Mann. Der sagt einfach
»Nein«.*

Berater: *»Wozu?«*

Mann: *»Zum Funktionieren. Das ist ein »Nicht-funktionieren-
Wollender«.*

Berater: *»Was will der Nicht-funktionieren-Wollende?«*

Mann: *»Seinen eigenen Impulsen folgen.«*

Die Darstellung dieser Lösungsfigur macht dem Mann sichtlich
Spaß. Er sagt »als dieser« Sätze, die er sich als »Ich« nicht getraut
hätte auszusprechen. Die Frau lächelt und nickt, als ob sie die

Absicht der Lösungsfigur versteht und begreift, warum es im Schlafzimmer »nicht klappt«. Auch sie hat bereits Ansätze für eine Lösungsfigur gezeigt.

Berater zur Frau: »*Ich habe da eine Frau sagen gehört, ›Warten ist ärgerlich‹ und die klang auch ziemlich ärgerlich. Wer ist das und was will diese Frau eigentlich?*«
Frau: »*Ja, die ist ungeduldig. Sie meint, ›Ich habe keine Lust zu warten. Ich will Sex!*«
Berater: »*Das klingt nicht nach der stillschweigend Fordernden. Wie würden Sie diese Frau nennen?*«
Frau, denkt nach: »*Ich würde sie ›Lustvolle‹ nennen.*«
Berater: »*Was ist das für eine Frau? Was will die? Bitte versetzen Sie sich in diese Frau und machen Sie eine Geste oder nehmen Sie eine Körperhaltung ein, die zu der Lustvollen gehört.*«
Die Frau macht einen Schritt auf ihren Partner zu, greift sich ihn am Hemd und zieht ihn zu sich hin. Diese Geste bereitet ihr sichtlich Vergnügen, auch wenn sich noch Verlegenheit zeigt.
Berater: »*Das sieht nicht sehr erwartend aus, sondern ziemlich aktiv. Stimmt der Name ›Lustvolle‹ so?*«
Lösungsfigur: »*Nicht nur, ich bin nicht nur lustvoll, ich bin eine Nehmende. Ich nehme mir, was ich will!*«
Berater: »*Das geht aber nicht. Sie müssen warten, bis ihr Mann kommt!*«
Nehmende: »*Quatsch.*«
Berater: »*Und wenn er nicht will?*«
Nehmende: »*Das werden wir ja sehen, ob ich ihn rumkriege*«.

Auch die Frau sagt »als diese Frau« Dinge, die ihr Mann noch nie von ihr gehört hat. Ihr Mann grinst und sagt, er sei gespannt darauf, die Nehmende kennen zu lernen, könne ihr aber nichts versprechen.

Wer kann die Beziehung verändern?

Die Lösungsfiguren sind damit benannt und einige ihrer Einstellungen sind deutlich. Damit ist zugleich das Verhalten sichtbar geworden, durch das die Beziehung verändert werden kann. Man könnte die Lösungsfiguren nun weiter erforschen und nach ihren Überzeugungen fragen. Diese Figuren sind nicht von Zwängen beherrscht, vielmehr haben sie die Erlaubnis etwas zu tun, das der Problemfigur verboten ist. Sie *dürfen* ... sich verweigern oder gelassen bleiben (Mann) und aktiv werden und die Lust zeigen (Frau). Es leuchtet ein, dass diese beiden Figuren eine andere Choreografie des Beziehungsverhaltens entwickeln können. Von den Problemfiguren wissen wir, wozu sie in der Lage sind und wohin sie die Beziehung führen werden, wenn sie weiterhin die Regie führen. Von den Lösungsfiguren wissen wir das nicht. Man kann also gespannt darauf sein, welche sexuelle Beziehung diese beiden Figuren miteinander haben werden.

Den Problemfiguren vertrauen

In der ERLEBTEN BERATUNG gehe ich davon aus, dass jedes Problem seine eigene Lösung produziert. Anders ausgedrückt provoziert eine nicht mehr passende Identifikation Verhaltensimpulse seitens der Persönlichkeitsanteile, die nicht zu den Festlegungen einer wie auch immer gearteten Selbstvorstellung passen. Die Lösung taucht demnach ganz von selbst auf, wenn man die Problemfiguren fokussiert. Allerdings muss man darauf verzichten, einen Lösungsweg vorgeben zu wollen. Er bleibt den Partnern überlassen. Ob die »Nehmende« sich in Zukunft ihren Mann nimmt oder einen anderen oder wohin sie sich mit ihrer Lust wendet oder ob der »Nicht-Funktionieren-Wollende« sich auf Annäherungsversuche einlässt oder erklärt, kein Interesse an Sex zu haben ... das oder anderes bleibt abzuwarten. In jedem Fall aber wird Bewegung in die Beziehung kommen; und das aufgrund von Impulsen, die von den Partnern selbst angeboten wurden.

Wer sind wir füreinander?

Eine weitere Möglichkeit, die Partner in den Fokus zu nehmen, ergibt sich aus der Frage »Wer sind wir füreinander?« Sie zielt auf die Rollen ab, die Partner füreinander einnehmen.

Folgt man dem Beziehungsideal, das die meisten Menschen mit sich herumtragen, sollen Partner alles Vorstellbare füreinander sein: Liebende, Vertraute, Ratgeber, Freunde, Verliebte, Familienpartner, Lebenspartner, Sexualpartner usw. Allerdings haben es zwei Menschen, aus Sicht der Beziehung als eigenständigem Wesen, nicht in der Hand, wer sie füreinander sein können und welche Rolle sie füreinander spielen können. Ob sie zu Liebespartnern oder Lebenspartnern taugen und wie lange und in welcher Weise und Ausprägung, das muss sich erweisen und das ist zudem Veränderungen unterworfen. Üblicherweise fangen Partner als »Verliebte« eine Beziehung an, um dann nach einigen Jahren festzustellen, dass sie »Partner« füreinander geworden sind. Wer es nicht vermisst, als Geliebter gesehen zu werden, für den stellt das kein Problem sondern eine positive Entwicklung dar. Jeder andere wird unter dem Verlust leiden.

Die Frage »Wer sind wir füreinander« macht daher beispielsweise Sinn, wenn Partner Verluste beschreiben, wenn sie von schönen vergangenen Zeiten schwärmen, indirekt ausdrücken, was sie gern zurückholen würden oder davon träumen, wer sie zukünftig füreinander sein könnten. In solchen Fällen steht ein deutlich empfundener Verlust auf der einen Seite, einer bestimmten, oft nicht ausreichend realisierten und manchmal in ihren Vorzügen nicht geschätzten Realität auf der anderen Seite gegenüber. Mit dem Begriff dafür, »Wer wir füreinander sind«, kann man dann beschreiben, was an Stelle des Verlorenen getreten ist, was also, während ein Verlust entstanden ist, möglicherweise an Gewinn dazu gekommen ist. Aus Verliebten wurden beispielsweise Vertraute, was zugleich einen Verlust und einen Gewinn darstellt. Vertraute können sich weit mehr zeigen, als Verliebte das tun, denn diese sind immer auf der Hut, nichts »Falsches« zu zeigen, nichts, was ihre starken Gefühle gefährden könnte.

Der Kontrast zwischen »damals« und »heute« lässt sich meist gut durch aufeinander bezogene Verkörperlichungen aufzeigen. Dann zeigen die Partner in Haltungen und Gesten, wer sie einmal füreinander waren und wer sie jetzt füreinander sind; und darüber hinaus können sie zeigen, wer sie füreinander sein wollen. Wie schon zuvor ist es auch hier hilfreich, wenn sich die Partner auf einen Begriff einigen. Sie können beispielsweise feststellen, füreinander Freunde, Fremde, Gegner oder sogar Feinde geworden zu sein, oder Familienmanager, Haltgeber oder etwas anderes. Damit ist das Spektrum möglicher Beschreibungen natürlich nicht abgedeckt, aber in den meisten Fällen finden die Partner recht schnell Begriffe, durch welche sich die Rollen, die sie füreinander einnehmen, beschreiben lassen.

Praktisches Vorgehen
Taucht die Klage über Verlorenes auf, kann man beispielsweise fragen, »Wer wart ihr damals füreinander?« Die Partner werden dann Ereignisse schildern, aus denen sich ein Begriff formen lässt.

Beispiel: Ein Paar – seit vier Jahren zusammen – beklagt sich, dass sie keine Leidenschaft füreinander empfinden, sie sprechen davon, wie die Verliebten sein zu wollen, die sie in Filmen sehen. Damit bieten sie von sich aus einen Begriff an, der sich gut aufgreifen und darstellen lässt.
Der Berater will nun wissen, ob sie in diesen vier Jahren jemals Verliebte waren. Die Partner zögern mit der Antwort. Das ist schon ein Zeichen. Dann sprechen sie davon, Sex habe eigentlich nie eine wichtige Rolle gespielt, er sei meist nebenbei gelaufen.
Der Berater fragt nun, wer sie denn in den vier Jahren bis

heute füreinander gewesen seien, wenn sie keine Verliebten waren. Die Partner zählen eine Reihe von Gemeinsamkeiten auf: gemeinsame Arbeit, gemeinsame Interessen, ähnliche Lebenseinstellung. Sie einigen sich darauf, *Lebensbegleiter* füreinander zu sein. Damit ist die Frage »Wer seid ihr füreinander« beantwortet.

Aufgefordert, die Haltung der Lebensbegleiter zueinander zu zeigen, stellen sich die Partner nebeneinander, jeder legt eine Hand auf den unteren Rücken des Partners, sie schauen in die gleiche Richtung nach vorne. *»Ja, so passt das«*, sagen sie, *»wir geben einander Halt und schieben uns gleichzeitig vorwärts. Wir unterstützen uns.«*

Der Berater fragt nun nach den hauptsächlichen Eigenschaften der »Lebensbegleiter«. Hier werden »Respekt« und »Achtung« betont. Anschließend fordert der Berater die beiden auf, ihm zu zeigen, wer sie füreinander sein möchten. Es müssten nun zwei leidenschaftliche Figuren auftauchen, aber mit dieser Darstellung haben die beiden Schwierigkeiten. Sie versuchen sich in leidenschaftlichen Posen und lachen darüber, weil es ihnen nicht miteinander gelingt. Sie können aber darüber sprechen, wie sie sich »Verliebte« vorstellen: so wie in einem Kinofilm, in dem die Verliebten *»den Verstand verlieren«* und sich gegenseitig *»die Klamotten vom Leibe reißen«*. Nur kann sich keiner vorstellen, mit dem eigenen Partner so umzugehen, und keiner kann sich vorstellen, mit sich durch den Partner so umgehen zu lassen.

Der Berater fordert sie nun auf, solche Verliebten zumindest ansatzweise zu zeigen, in Gesten oder Bewegungen. Die beiden nehmen nun die Hände vom Rücken und wenden sich einander zu. Sie greift nach seinem Hemd und deutet scherzhaft an, es zu zerreißen. Er greift nach ihrer Hand. Unerwartet fangen sie an, miteinander zu rangeln.

Auf Nachfrage erklären sie, das fühle sich gut an. Was ist gut daran? *»Die eigene Kraft zu spüren«*, sagt sie, und er meint,

»Sich zu spüren und den anderen auch«. Wer da miteinander ringt, will der Berater nun wissen. »Das Tier« nennt er sich, »die Löwin« sagt sie.

Der Berater fragt, ob Respekt und Achtung zu den hauptsächlichen Eigenschaften von Tier und Löwin gehören. Die Partner lachen. Nein, das seien ziemlich rohe und egoistische Geschöpfe. Wer sie als Tier und Löwin füreinander sind, Feinde oder was sonst, will der Berater wissen. Nein, meinen die Partner, das wären Kämpfer, keine Feinde.

An diesem Punkt endet die Sitzung. Die Partner haben Persönlichkeitsanteile entdeckt, die in der Lage wären, die Beziehung zu verändern, wenn die Partner sich entschließen könnten, miteinander auch so umzugehen. Ob aber Tier und Löwin in dieser Beziehung zum Zuge kommen werden, ob sie miteinander kämpfen und sich ineinander verlieben oder voneinander abgrenzen werden, bleibt abzuwarten.

Die Umstände – damals versus heute oder heute versus morgen
Wenn ein Begriffspaar für »damals/heute« oder »heute/morgen« gefunden ist, kann man auch die Umstände erforschen, in denen sich die entsprechenden Rollen herausgebildet haben oder herausbilden könnten. Im Fall des Paares aus dem obigen Beispiel wären dies möglicherweise:

»Als wir uns damals kennen lernten, waren wir beide Singles und hatten gerade Trennungen hinter uns. Auch beruflich und finanziell war die Lage ziemlich wackelig. Wir haben uns zusammen getan, vielleicht aus einer Sehnsucht nach Verlässlichkeit.«
»Heute haben wir uns so weit stabilisiert, dass wir uns eigentlich nicht mehr so stützen müssen. Vielleicht liegt jetzt etwas anderes an, mehr Lebendigkeit.«
»Wenn wir zukünftig so miteinander umgehen wollen, dann müsste sich Leidenschaft füreinander einstellen.«

Der Vergleich der Umstände lässt den Rollenwechsel nachvollziehen, der geschehen ist oder der anliegen müsste, um
Wünsche zu erfüllen. Denn die Umstände spielen eine große
Rolle dabei, wer Partner füreinander sein können. Durch Umstände – beispielsweise einen Unfall oder eine Krankheit oder
berufliche oder gesellschaftliche Umstände – kann sich vieles
ändern. Eine Krankheit kann es jemandem unmöglich machen,
weiterhin Sexualpartner zu sein, weil ihm die Lust abhanden
kommt, und berufliche Umstände können es erschweren,
Lebensbegleiter zu sein, weil die Partner in verschiedenen
Städten leben. Wir sollten auch nicht vergessen, dass die Partner
selbst – in ihrer Eigenschaft als Individuen – ebenfalls zu den
Umständen einer Beziehung gehören. Daher kann auch eine
persönliche Entwicklung jemanden aus einer Rolle drängen.
Dann kann er »das« nicht mehr für den anderen sein, »Geliebte«
oder »Ernährer« oder »Vertrauter« oder etwas anderes.

Was ist aus uns geworden?
Im Grunde ist es gleichgültig, ob sich berufliche, familiäre oder
gefühlsmäßige Umstände ändern, in jedem Fall wirkt es sich
auf die Beziehung aus und auf die Rollen, die die Partner füreinander einzunehmen in der Lage sind. Zwar versprechen sich
Partner die Liebe »unter allen Umständen«, aber das gehört in
den Bereich der Wunschträume. Veränderte innere oder äußere
Umstände können aus Freunden mitunter sogar Feinde werden
lassen. Das passiert regelmäßig in Rosenkriegen und Schei-
dungsschlachten oder mitunter auch in schlichteren Machtkämpfen.

Beispiel: Ein Paar hat zwei Kinder von fünf und sieben Jahren
und bekommt sich schon ewig wegen der Kindererziehung
in die Haare. In den letzten Wochen ist ihr Streit eskaliert.
Anstatt nun auf die einzelnen Positionen einzugehen, wirft
der Berater die Frage auf, wer sie füreinander geworden sind

(selbstredend bezogen auf das Thema Erziehung, wegen dem sie die Beratung aufsuchen). Sie antworten ohne lange zu zögern: *Gegner.*

Zur körperlichen Darstellung der Gegnerschaft aufgefordert, stehen sich die beiden mit vor der Brust verschränkten Armen gegenüber, in einer leicht nach vorne gebeugten Kampfstellung, sie schauen sich aus aggressiv blitzenden Augen herausfordernd an.

Wer sie denn bezüglich der Erziehung einmal füreinander waren, will der Berater wissen. *Partner*, sagen die beiden, zumindest hätten sie dies gedacht oder erwartet, aber im Grunde sei das nie der Fall gewesen. Anfangs wären sie dem Streit aus dem Weg gegangen, das sei aber nicht mehr möglich und das wollten sie auch nicht mehr. Worin denn ihre Gegnerschaft bestünde? In unterschiedlichen Auffassungen, was für die Kinder gut sei.

Hier haben sich zwei Figurenpaare herausgebildet, die leicht als Problem- und Lösungsfiguren zu erkennen sind. Partner waren die beiden beim Thema Erziehung nie, Gegner sind sie geworden.

An diesem Punkt gäbe es verschiedene Möglichkeiten, fortzufahren. Es empfiehlt sich nicht, allzu sehr auf den Inhalt der Auseinandersetzung einzugehen, weil man als Berater dann leicht Teil des Konflikts werden kann und Gefahr läuft, sich auf die eine oder andere Seite ziehen zu lassen. Man könnte aber beispielsweise die Frage aufwerfen, wie *Gegner* überhaupt gemeinsam Kinder erziehen können. Der Berater fragt nun, was denn geschähe, wenn einer den Kampf gewänne und fordert die beiden auf, diese Situation zu zeigen. Daraufhin lässt der Mann die Arme fallen, dreht sich um und geht weg. Die Frau sagt, *»er hat schon mehrfach damit gedroht, zu gehen«.* Sie betont zugleich, dass sie das nicht wolle.

Der Mann steht nun vier Schritte entfernt mit dem Rücken zur Frau. Die anfängliche Verkörperlichung ist in eine Verräumlichung übergegangen. Das lässt sich gut aufgreifen. Der Berater fragt beide, womit der Mann zur Rückkehr in die Beziehung bewogen werden könnte. Die Frau meint, »*ich müsste ihm etwas anbieten*«, und er sagt, »*ich müsste mich einbringen können*«.

Das klingt nicht nach *Gegnern*, merkt der Berater an und fragt, »*wer wärt ihr in dem Fall füreinander?*« Die beiden einigen sich auf den Begriff *Eltern* und sagen, Eltern zeichneten sich durch partnerschaftliche Zusammenarbeit aus. Es wird nun besprochen, was die Frau ihm anbieten könnte und was ihm das Gefühl gäbe, sich eingebracht zu haben.

»*Es geht also nicht ums Rechthaben, sondern ums Zusammenarbeiten?*«, fragt der Berater schließlich. Die beiden stimmen zu und entwerfen nun, unterstützt vom Berater, einige Abmachungen, in denen sich jeder wieder findet – der Mann, der eine weichere Erziehung befürwortet und die Frau, die für eine strengere Gangart plädiert. Die Frage, wer sie *so* füreinander sind, beantworten die beiden mit: *Partner*.

Zu entdecken, wer sie füreinander sind, bedeutet selbstredend nicht, die Partner wollten dies in jedem Fall verändern. Es kann ebenso darauf hinauslaufen, Gegner oder Fremde oder Distanzierte oder sonst etwas sein zu wollen.

Wie stehen wir zueinander?

Die letzte hier vorgestellte Möglichkeit, die Partner in den Fokus zu nehmen, ergibt sich aus der Frage »Wie stehen wir zueinander?« Diese Frage zielt auf die inneren Haltungen und Einstellungen der Partner zueinander ab und legt damit Verkörperlichungen nahe, wie sie sich im vorigen Abschnitt aus der Frage »Wer sind wir füreinander?« ergeben, bietet aber oft auch einen guten Übergang zu Verräumlichungen an.

Eigentlich sollte man meinen, dass Partner ganz automatisch

realisieren, wie sie zueinander stehen. Doch das ist nicht der Fall. Zu verwirrend sind die Verstrickung in Identifikation und der gleichzeitige Versuch, diese zu überwinden wie auch die Kommunikation von Doppelsignalen, die sich daraus ergibt. Vielleicht kann ein Partner sagen, wie der andere zu ihm steht, aber seine eigene innere Haltung zu reflektieren, gelingt ihm nur selten. Zudem sind Worte flüchtig und missverständlich und man kann auch leicht über ihre Aussagen hinweghören. So kann die Frage »Wie stehen wir zueinander?« aufschlussreich sein und ein Licht auf die Dramaturgie der Problemfiguren werfen.

Beispiel: Eine Frau ist fremdgegangen, und seitdem finden die Partner nicht mehr zueinander, sondern streiten sich ausgiebig. Durch das Ereignis ist etwas passiert, das die innerliche Haltung der Partner zueinander stark verändert hat.

Der Berater fragt, wie die Partner ihm zeigen könnten, was innerlich durch das Ereignis passiert ist. Die Aufforderung löst erst einmal Verwirrung aus, lässt sich aber einfach erläutern: *»Stellen Sie sich vor, wir könnten uns nicht sprachlich, sondern nur über Gesten, Haltungen und Bewegungen verständigen und Sie wollten mir demonstrieren, was innerlich passiert ist und wie Sie jetzt zueinander stehen.«*

Die Partner nehmen nun einige Meter Abstand voneinander, der Mann wendet sich halb seitwärts ab, die Frau ist ihm zugewandt und schaut ihn an. Aus diesen Haltungen und über diese Entfernung streiten sie. Der Berater fragt, was denn nun passieren solle, oder ob der Streit ewig anhalten soll. Daraufhin macht die Frau einen Schritt auf den Mann zu, aber der gibt ihr mit seiner Hand ein Zeichen, stehen zu bleiben.

Jetzt ist deutlich sichtbar, wie die Partner zueinander stehen. Die Frau ist ihm zugewandt, der Mann grenzt sich ab, das Ereignis hat die beiden »auseinander« gebracht und eine Annäherung wird vom Mann verwehrt. Das Bild drückt aus, was durch das Ereignis innerlich geschehen ist. Von hier aus wird es weitergehen. Die Frau kann nun überprüfen, ob und wenn ja, wie sie sich weiter um den Mann bemühen möchte, und er kann feststellen, ob ihm der Abstand genügt oder ob er näher kommen oder sie näher an sich heranlassen will oder ob er mehr Abstand herstellen möchte oder unter welchen Bedingungen er einer Annäherung zustimmt.

An solch einem Punkt – wenn die Haltungen zueinander deutlich sind – ist es wichtig, langsam und Schritt für Schritt fortzufahren. Es kommt darauf an *wahrzunehmen*, wie sich die Haltungen/Einstellungen durch das Ereignis zueinander verändert haben. Es geht nicht darum, das Bild zu verändern, sondern es wirken zu lassen. Die Partner stellen ihren Streit nun ein, offensichtlich schmerzt die Situation; und diesen Schmerz aneinander wahrzunehmen ist wichtiger, als den Schmerz durch Streit aus der Welt reden zu wollen. Der Berater regt an, dass jeder von da, wo er sich befindet, Mitteilungen über seinen Zustand macht.

Der Mann sagt, er ziehe sich zurück, weil er sich verletzt fühle und er seine Frau nicht an sich herankommen lassen möchte, weil ihm das noch mehr wehtäte. Die Frau sagt, es täte ihr nicht leid, fremdgegangen zu sein, aber sie leide darunter, dass es ihm weh tut. Das wäre nicht ihre Absicht gewesen, sie hätte etwas für sich gesucht. Der Mann wendet sich nun etwas mehr zu seiner Frau hin. Das ist eine kleine, aber wichtige Veränderung in der Haltung, deren Bedeutung sich nachfragen lässt.

»Was hat Sie dazu gebracht, sich etwas mehr in Richtung Ihrer Frau zu wenden?«, fragt der Berater. *»Dass sie meinen Schmerz fühlt«,* sagt er. Die Frau bleibt stehen und schweigt.

Wie geht es von hier aus weiter? Einige Minuten geschieht gar nichts. Dann setzt sich die Frau hin und sagt, *»es ist pas-*

siert und ich werde mich nicht entschuldigen. Ich will weiter mit dir zusammen sein, aber ich werde nicht zu Kreuze kriechen.« Der Mann dreht sich nun ganz zu seiner Frau und setzt sich ebenfalls hin.

Damit hat sich das Bild im Vergleich zur Ausgangssituation deutlich verändert. Hier sitzen zwei Ratlose, aber keine Streitenden. Der Mann sagt nun, er brauche Zeit, um das zu verarbeiten. Die Frau nickt und sagt, nicht nur er leide unter dem Ereignis, auch sie leide unter der Beziehung, wie sie in der letzten Zeit gewesen sei. Sie hätte vieles vermisst, aber keinen Weg gefunden, ihm das zu sagen.

Der Berater schlägt nun eine andere Sichtweise des Seitensprungs vor. »Dann könnte man den Seitensprung als eine Botschaft verstehen, die nicht mehr zu ignorieren ist?«, fragt er. Beide nicken.

Der Mann schaut seine Frau an und will wissen, worunter sie in der letzten Zeit gelitten hat. Mit dem Thema »Worunter ich leide« ist eine Gemeinsamkeit aufgetaucht, über die die beiden sich austauschen können. Sie beschließen, dies zu Hause zu tun.

Einen Film der inneren Abläufe drehen

Das Beispiel zeigt, wie sich Verkörperlichung in Verbindung mit Verräumlichung nutzen lässt. Verkörperlichungen stellen quasi einzelne Standbilder einer Entwicklung dar, Verräumlichungen können den Ablauf der Entwicklung sichtbar machen, weil sie den Raum und Bewegungen einbeziehen. Mit beidem lässt sich so arbeiten, als ob man einen Videofilm ablaufen lässt (Verräumlichung) und dabei ab und zu auf die Taste Standbild drückt (Verkörperlichung). Diese Vorgehensweise bietet mehrere Vorteile:

- Es werden Zusammenhänge des Verhaltens deutlich. Wenn einer etwas sagt oder tut, bewirkt das beim anderen innerlich etwas, und das lässt sich äußerlich zeigen. Was du sagst oder tust, bringt mich ... näher an dich, von dir weg ... macht mich wütend ... traurig ... fröhlich ... Der Partner sieht die Veränderung beim Gegenüber und kann nicht mehr über sie hinweggehen, was in reinen Gesprächen schnell geschieht. Auch das Nichteingehen auf den Zustand des Partners lässt sich auf diese Weise darstellen. Wenn A beispielsweise über seinen Schmerz spricht, B darauf aber nicht eingeht, sondern sagt, »Aber denk doch mal nach ...«, kann man A auffordern, die innere Reaktion auf diese Nichtbeachtung zu zeigen. Dann wird A wahrscheinlich wegrücken, und das wird er bei jeder Bemerkung tun, durch die B zeigt, dass er nicht gewillt ist, den Schmerz von A wahrzunehmen. Schließlich ist die Distanz zwischen beiden groß, und der Berater kann anmerken: *»Sie wissen recht genau, was Sie tun müssen, um A von sich weg zu bringen. Aber wissen Sie auch, was Sie tun müssten, um A näher zu bringen, falls Sie das wollen?«*

- Aus einem Standbild heraus können die Partner sich, ihre Gefühle, Gedanken, Überzeugungen in Ruhe erklären. Das löst eine Reaktion auf der anderen Seite aus, die sich wiederum verräumlichen lässt.
- Es lassen sich tatsächliche Abläufe nachvollziehen, so dass verstanden wird, was durch ein äußeres Ereignis *innerlich* ausgelöst wurde.
- Es lassen sich gewünschte Abläufe darstellen (z.B. »sich näher kommen«) und dabei erforschen, was im Inneren abläuft wie Hoffnungen, Ängste, Einwände, Abscheu oder Zuneigung.
- Der Kreativität sind dabei kaum Grenzen gesetzt.

So können Partner als gemeinsame »Regiearbeit« ein Szenario entwerfen, das ihre Situation und Haltung zueinander zeigt.

Beispiel: Ein Paar möchte wissen, ob seine Beziehung noch zu retten ist. Die Frau bietet im Gespräch ein Sprachbild an, das sich gut aufgreifen lässt. Sie spricht davon, sich auf einem sinkenden Boot zu befinden. Der Berater regt an, ausgehend von dieser Szene zu erfahren, was mit der Beziehung geschieht und ob daran etwas zu ändern ist.

Die Frau sagt, *»Das Boot sinkt, er steht am Ufer. Ich versuche es am Untergang zu hindern und winke ihm zu, mir zu helfen«.* Der Mann nickt, und die Szene wird nun dargestellt. Der Mann steht am Ufer und bewegt sich nicht. Er schaut dem Untergang des Bootes zu, die Hände in den Taschen. *»Ich finde keinen Impuls, mich in Bewegung zu setzen«,* sagt er. *»Im Gegenteil, ich glaube, ich bin froh, wenn das Boot versunken ist.« »Und ich, was ist mit mir?«,* ruft die Frau. *»Du musst wohl an Land schwimmen«,* sagt er.

Dieser Ablauf hat beide erschüttert. Dennoch sind sie der Meinung, dass er real sei. Damit war alles gesagt oder besser gesagt: gezeigt. Die Realisation, die sich aus dieser Darstellung ergibt, ist über Gespräche kaum zu erreichen. Die Frau erkennt: Ich muss mich um mich selbst kümmern, und dem Mann wird klar: Ich will nicht mehr. Das bedeutet nicht unbedingt, dass die Beziehung zu Ende ist, aber auf jeden Fall das Ende von Etwas, vielleicht von Bemühungen, vielleicht von Kompromissen.

Das Beispiel macht deutlich, welche Kraft in Verkörperlichung und Verräumlichung liegen kann. Deshalb ist es wichtig, nur solche Bilder und Szenen aufzugreifen, die die Partner anbieten oder auf die sie eingehen. Widerstände gegen Vorschläge des Beraters sind zu akzeptieren, Druck ist hier völlig fehl am Platz. Ansonsten könnten die Klienten mit etwas konfrontiert werden, das sie nicht verarbeiten können.

Sprachbilder aufgreifen

Im Gespräch bieten Partner oft Sprachbilder an, die sich für Verkörperlichungen und Verräumlichungen aufgreifen lassen. Sie sprechen beispielsweise davon:

- einander nahe zu stehen,
- sich voneinander entfernt zu haben,
- aneinander zu hängen,
- den anderen auf Abstand zu halten,
- am anderen herumzumachen,
- sich in die Ecke gedrängt zu fühlen,
- sich festgenagelt zu fühlen, etc.

Die Aufforderung, diese Situation und Haltung zueinander *zu zeigen,* löst zwar im ersten Augenblick Verwirrung aus, mit etwas Unterstützung haben die Partner dann aber viel Spaß daran. So lässt sich selbst aus einer kleinen Situation viel Information gewinnen.

> *Beispiel:.* Ein Mann sagt, er fühle sich »an die Wand gedrückt«. Der Berater fordert ihn auf, gemeinsam mit der Partnerin diese innere Situation zu zeigen. Er stellt sich nun mit dem Rücken zur Wand, die Frau presst ihn an den Schultern dagegen. Seine Hände hängen seitlich herunter, die Handflächen zur Wand gedreht. In dieser Situation lässt sich vieles erforschen wie:
> - Was tun Sie? (aushalten, ertragen …)
> - Wie fühlt sich das an? (eng, schmerzhaft, unfrei …)
> - Welche Gedanken machen es erforderlich, sich so zu verhalten, also: auszuhalten? (Ich muss … mich zusammenreißen … warten, bis ihr Ausbruch vorübergeht …)
> - Welche Befürchtungen liegen hinter diesem Verhaltenszwang? (Sonst … geht sie … und dann … bin ich wieder allein)
> - Was würden Sie am liebsten tun? (Impulse tauchen auf, er hebt die Hand, greift nach ihrem Handgelenk)
> - Was bedeutet diese Geste? (Lass mich los, geh auf Abstand …)
> - und vieles andere mehr, das sich aus der Aktion beider Partner ergibt.

In die Darstellung lässt sich zudem aufnehmen, wie die Frau den Mann im Alltag »an die Wand drückt«. Mit welchen Worten, Gefühlen, Drohungen … und was seine Geste, ihre Handgelenke zu ergreifen, im Alltag bedeutet, also mit welchen Worten und Handlungen er sich Raum verschafft.

In einer ähnlichen Situation entfuhren einem Mann die Worte, »*ich bin nicht für dein Glück zuständig*«. Er erschrak über das, was er da gesagt hatte, gab aber zu, dass er so etwas schon lange denke, nur nicht zu sagen gewagt habe. Es decke sich nicht mit seiner Vorstellung von Beziehung. Beim anschließenden Gespräch betonte er, dass »*ich auch ein Recht auf mein Glück habe*«, und es begann eine wichtige Auseinandersetzung um individuell unterschiedliche Lebensvorstellungen.

Mit Vorwürfen umgehen

Nimmt man in der ERLEBTEN BERATUNG die Partner in den Fokus, kann ein Thema nicht ausgeklammert bleiben, das in Beziehungskonflikten eine große Rolle spielt: das Thema Vorwürfe. Vorwürfe sind, was ihren Hintergrund betrifft, mit Lebensträumen vergleichbar. Hinter beidem verbergen sich als treibende Kräfte immer bestimmte Bedürfnisse, also Sehnsüchte nach etwas nicht Vorhandenem. Daran, wie oft und wie heftig Vorwürfe in Beziehungen gemacht werden, lässt sich erkennen, wie wenig die Partner mitunter von ihrer eigenen Bedürfnislage wissen. Hinzu kommt, dass man in einer Beziehung oftmals die eigene Bedürfnislage nicht direkt an sich selbst, sondern am eigenen Verhalten dem Partner gegenüber ablesen kann. Beispielsweise schnauzt man den Partner an und bemerkt erst dadurch, dass man schlechter Laune ist. Vorwürfe sind das Paradebeispiel für diesen merkwürdigen Mechanismus, in dem der Partner für die eigene Befindlichkeit verantwortlich gemacht wird.

Ein Vorwurf stellt als An*klage* vor allem eine *Klage* dar. Der

Unterschied zwischen Anklage und Klage besteht lediglich darin, dass die Anklage das »Du« benutzt und den Partner zur Bedürfniserfüllung verpflichten will, während die Klage bereits beim »Ich«, beim Hinweis auf den eigenen mangelhaften Zustand, angekommen ist. Beides, sowohl Anklage als auch Klage, bleiben indes indirekt. Die Anklage sagt, »du lässt mich immer allein«, die Klage bedauert, »ich bin so einsam«, aber das treibende Bedürfnis dahinter bleibt in beiden Fällen unerwähnt. Es würde lauten, »ich brauche dieses oder jenes« oder »ich will dieses oder jenes erleben«.

Zum Kern eines Vorwurfs gelangt demnach, wer vom »Du« zum »Ich« und von dort aus weiter zum »Ich brauche« gelangt. Dort anzukommen ist sehr wichtig, weil der Vorwurf die Abhängigkeit vom Partner betont und festigt, während sich dem Bedürfnis meist verschiedene Wege der Erfüllung anbieten. Beim Umgang mit Vorwürfen ist es deshalb sehr hilfreich, das hinter einer Anklage liegende Bedürfnis möglichst deutlich werden zu lassen. Dann kann der Partner sich dazu klarer verhalten und man selbst kann verschiedene Optionen nutzen.

Praktisches Vorgehen

Wenn sich Partner in heftige gegenseitige Vorwürfe verstricken, sind sie nicht ohne weiteres bereit, sich den dahinter liegenden Bedürfnissen zuzuwenden. Das würde einen Schritt von der Aggression zur Selbstöffnung bedeuten, in dem man sich verletzlich zeigt. Wenn in der Beratung dann ein Vorwurf den anderen jagt, ist zudem nicht klar, ob dahinter die Lust am Streit steht und ein Paar ›endlich aus sich herauskommt‹ oder ob eine Hemmung besteht, sich den eigenen Bedürfnissen zuzuwenden. In der Tat haben viele Partner Schwierigkeiten damit, eigene Bedürfnisse überhaupt wahrzunehmen, geschweige denn auszusprechen, und dann kann der Umweg über die Beschuldigung des Partners nötig sein, um schließlich bei sich selbst anzukommen.

Sich gegenseitig bewerfen

Wenn in der ERLEBTEN BERATUNG die »Fetzen fliegen«, lässt sich der Vorgang verräumlichen und darstellen, indem die Partner sich nicht nur mit Worten, sondern ganz real mit Kissen oder zusammengeknülltem Papier bewerfen. Mit jedem Wurf lassen sie dann zugleich einen Satz los. Das kann viel Spaß bereiten oder auch deutlich machen, wie schwer es jemandem fällt, Vorwürfe auszusprechen. Durch diese Verräumlichung wird das Bedürfnis, den Vorwurf machen zu wollen, anerkannt, aber gleichzeitig wird die Sinnlosigkeit des Vorgangs erkannt, je länger er dauert. Nach einigen Minuten (während denen immer beides, Vorwurf und körperlicher Wurf von beiden Seiten abläuft) wiederholen sich bestimmte Vorwürfe, so dass der Berater fragen kann, welches der zentrale Vorwurf für jeden Partner ist, um den es momentan für ihn geht.

Eine grundlegende Übung zu Vorwürfen

Wenn ein solcher zentraler Vorwurf benannt ist, kann man sich daran machen, das treibende Bedürfnis hinter der Anklage zu finden. Das ist ein recht einfacher Vorgang, bei dem es vor allem auf Ausdauer und Sturheit ankommt. Der Berater schlägt dazu eine einfache Übung vor. Darin richtet der Partner seinen Vorwurf an den anderen, während dieser immer nur mit der – im offenen und interessierten Ton geäußerten – Frage antworten darf, »was willst du damit sagen?« Keinesfalls sollte die Frage gelangweilt, gereizt oder gleichgültig klingen, denn es geht ja darum, das Interesse des Vorwerfenden für seine eigenen Motive zu wecken. Er möchte etwas über sich selbst sagen, weiß aber selbst nicht, worum genau es sich handelt. Auch wenn ein Vorwurf inhaltlich falsch oder sogar lächerlich sein sollte, kann man ihn ernst nehmen und sich auf die Spur nach dem dahinter liegenden Bedürfnis machen. Auf jeden Vorwurf kommt nun die Frage, »was willst du damit sagen?« zurück. Je länger dieser Ablauf geht, desto schwieriger wird es, zur nächsten Antwort zu gelangen, weil der antwortende Partner in seinem Inneren immer tiefer nach Motiven für seine Äußerungen graben muss. Also auch hier gilt: Zeit nehmen und die Verlangsamung mit Anmerkungen wie »Denken Sie in Ruhe nach, was Sie damit sagen wollen« unterstützen.

Beispiel
A: Du bist ein alter Egoist!
B: Was willst du damit sagen?
A: Dass du immer nur an dich denkst.
B: Was willst du damit sagen?
A: Dass es noch andere Menschen als dich gibt.
B: Was willst du damit sagen?
A: Dass du nicht der einzige bist, der etwas will.
B: Was willst du damit sagen?
A: Dass ich auch etwas will.
B: Was willst du damit sagen?
A: Dass ich auch gern Entlastung hätte.
B: Was willst du damit sagen?
A: Dass ich mich überfordert fühle.
B: Was willst du damit sagen?
A: Dass ich Hilfe brauche …

… und so weiter, bis sich ein zentrales und sehr konkretes Bedürfnis herauskristallisiert, das nicht weiter konkretisiert zu werden braucht, weil die Partner etwas damit anfangen können. Es macht nichts, wenn eine Formulierung kreist und öfter auftaucht, denn solange man sich an die Struktur hält, gelangt man früher oder später sicher zu dem zentralen Bedürfnis, das versuchte, sich im ursprünglichen Vorwurf zu äußern. Mit dem konkretisierten Bedürfnis »Ich brauche Hilfe« lässt sich ganz anders umgehen als mit der ursprünglichen Anklage »Du bist ein alter Egoist«. Aus dem eigenen Bedürfnis lässt sich nämlich ein Wunsch ableiten, der verstanden werden kann oder eine Forderung, über die sich verhandeln lässt.

Diese Vorgehensweise ist, wie man sieht, sehr einfach und effektiv, es kommt jedoch darauf an, ein ehrliches Interesse zu zeigen und stur bei genau dieser Formulierung zu bleiben. Meist lässt sich sehr genau verfolgen, wie bei der Annäherung an das Bedürfnis Schleifen eingebaut werden (etwas wird wiederholt) oder Rückwege gesucht werden (*Ich will damit sagen, dass DU ...*). Das alles ist Teil des Prozesses und zeigt, wie einfach oder schwer es jemand hat, seine Bedürfnisse sich selbst einzugestehen und sie dem Partner zu offenbaren.

Forderungen konkretisieren

Es empfiehlt sich allerdings nicht in jedem Fall, einen Vorwurf sofort auf den Partner zurückzulenken, der ihn losgelassen hat. Vor allem dann, wenn einer der Partner in der Beziehung defensiv auftritt und in der Beratung »endlich« einmal offensiv wird, kann es besser sein, die mit einer Anklage verbundene Forderung zunächst einmal deutlich werden zu lassen. Auch dabei kann es helfen, den Vorwurf durch den körperlichen Vorgang des Werfens zu unterstützen, und nicht selten erlebt der Vorwerfende dabei ein wachsendes Vergnügen, während der Beworfene es oft positiv aufnimmt, mit ungewohnt deutlichen Äußerungen konfrontiert zu sein. Aber auch in diesem Fall wird der Vorwurf erst dann produktiv, wenn er die Wende vom »Du« zum »Ich« schafft. Dazu lässt sich die Frage »Was willst du damit sagen?« umformen in »Was willst Du von mir?«

A: *Du bist ständig unterwegs.*
B: *Was willst Du von mir?*
A: *Ich will, dass du öfter zu Hause bist.*
B: *Was willst Du von mir?*
A: *Ich will etwas mit dir unternehmen.*

B: Was willst Du von mir?
A: Ich will, dass Du mit mir ausgehst.
B: Was (genau) willst Du von mir?
A: Ich will, dass Du einen Abend mit mir planst ... (damit ich
nicht immer die Initiative ergreifen muss).

Nun ist die Forderung konkretisiert und der Partner kann sich dazu verhalten. Dass hinter Vorwürfen jeweils Bedürfnisse stehen, bedeutet nicht, man bräuchte die Vorwürfe nur darauf zu reduzieren und könnte auf Forderungen in einer Beziehung verzichten. Selbstverständlich kann ein Partner sein Bedürfnis in eine Forderung übersetzen, ob diese dann erfüllt wird, ist eine andere Frage.

Zugeben, was den anderen stört

Bedürfnisse und Forderungen sind eine Sache, die Bereitschaft des Partners, darauf einzugehen, ist eine andere. Oft kann man erleben, dass ein Partner bestimmte Vorwürfe an sich abprallen lässt, beispielsweise regungslos dasteht und den Hagel von Kissen, zerknülltem Papier und Worten über sich ergehen lässt oder ihn abwehrt.

In solchen Fällen und auch dann, wenn die gleichen Vorwürfe in einer Beziehung periodisch immer wieder auftauchen, ohne dass sich an der Situation etwas ändert, kann es sein, dass der Partner sein Verhalten gar nicht ändern will und es daher nicht verhandelbar ist. Er mag zwar vorgeben, dem Partner entgegenzukommen, aber das macht er nur, um sich lästige Vorwürfe zu ersparen und für eine Weile seine Ruhe zu haben. Der Vorwerfende scheint nicht zu begreifen, dass sein Partner tatsächlich so ist und auch so sein will. Der Vorwurf trifft dann zwar, aber es lässt sich nichts mit ihm anfangen, weil die Bereitschaft fehlt, auf bestimmte Bedürfnisse einzugehen. In der Tat ist mir noch kein stetig wiederkehrender Vorwurf begegnet, auf den das nicht zutrifft. *Etwas* an solch einem Vorwurf ist stets wahr. Um sich weitere Vorwürfe zu ersparen hilft kein Heucheln, vielmehr geht es darum, dem Vorwerfenden die Richtigkeit seiner Wahrnehmung zu bestätigen. Würde ein Partner dem anderen vorwerfen, »du bist 10 cm größer als ich«, geschähe solch ein Zugeben problemlos. »Stimmt, und?«, würde die schlichte Antwort lauten. Lautet der Vorwurf aber, »du denkst immer nur an dich«, ist die Antwort üblicherweise, »aber nein, ich denke doch so oft an dich, erst heute morgen …!« Das bringt wenig. Besser ist es, zuzugeben, was der Partner durchaus richtig wahrnimmt, aber offenbar nicht akzeptieren kann. »Stimmt, ich denke nicht immer an dich, ich denke auch oft an mich. Wieso kommst du jetzt darauf?«

Bei wiederkehrenden Vorwürfen − ob es sich um solche handelt, kann man bei den Partnern nachfragen − fordere ich in der ERLEBTEN BERATUNG den beschuldigten Partner auf, zuzugeben, *was* am Vorwurf stimmt oder *wie* er zutrifft. Ich gehe also nicht davon aus, dass der Vorwurf vollständig zutrifft, aber in Teilen wird er zutreffend sein. Das sind diffizile Fragen, deren Beantwortung einige Zeit in Anspruch nehmen kann.

A: Du lässt mich damit hängen!
B: Aber ich habe selbst viel zu tun …
A: Ich bin dir egal … das war schon immer so …
B: Nein, aber … du willst ständig etwas …
Jetzt bietet sich an, B zum Zugeben aufzufordern. Er soll prüfen, inwiefern der Vorwurf berechtigt ist und zu welchen Teilen er zutrifft.
A: Du lässt mich damit hängen!
B: Es stimmt, ich unterstütze dich dabei nicht.
A: Ich bin dir also doch egal.
B: Nein, du bist mir nicht egal, aber damit musst du selbst klarkommen, damit lasse ich dich allein.
A: … denkt nach … fragt nach …
B: … macht seinen eigenen Zustand deutlich, seine Grenzen …

Zentral bei dieser Übung ist es herauszufinden, *welche Teile* des Vorwurfs berechtigt sind und *was* zugegeben werden sollte. Gibt ein Partner etwas zu, was der andere schon längst wahrgenommen hat, ohne es klar zu sehen oder zu akzeptieren, hören das Leugnen und das Anrennen gegen diese Selbstverteidigung auf. Den wahren Kern des Vorwurfs zuzugeben nimmt die Luft aus dem Angriff und öffnet die Augen dafür, wie der Partner in dieser Hinsicht ist und was er will.

Die hier vorgestellten kleinen Übungen zum Thema Vorwurf eignen sich gut zur allgemeinen Verbesserung der partnerschaftlichen Kommunikation, man kann sie Partnern auch mit nach Hause geben, um dann in der nächsten Sitzung zu schauen, wie sie funktioniert haben und wo die Partner hängen geblieben sind.

Machtkämpfe

Hinter vielen wiederkehrenden Vorwürfen stehen vergebliche Machtkämpfe. Wenn etwas zugegeben ist, eine Verhaltensweise oder Eigenart, und der Partner seine Vorwürfe diesbezüglich dennoch nicht einstellt, hat er womöglich nicht realisiert, dass er seinen Partner nicht verändern kann. Er möchte diese Seite des Partners nicht akzeptieren und glaubt, ihn verändern zu können, wenn er nur genügend Druck aufbaut. Oder er handelt aus schlichter Verzweiflung und denkt überhaupt nicht, weil er von Gefühlen bestimmt handelt.

Machtkämpfe thematisieren

Wenn Partner an einem solchen Punkt sind, verhärten sich die Positionen keiner gibt nach. Jeder kämpft darum, er selbst bleiben zu können. Hier Kompromisse vorzuschlagen würde nicht helfen. In der ERLEBTEN BERATUNG thematisiere ich dann den Machtkampf. Dazu fordere ich die Partner auf, sich klarzumachen, worum sie in Bezug auf sich selbst kämpfen.

Beispiel: Eine Frau verlangt von ihrem Mann, seine Hobbys – Tauchen und Drachenfliegen – aufzugeben, weil sie Angst um ihn hat. Schließlich sei er Vater und habe Kinder zu versorgen. Der Mann weigert sich beharrlich, ein jahrelanger Machtkampf findet statt. Die Beziehung hat darunter gelitten, weshalb die Partner die Beratung aufsuchen.

Der Berater fordert die Partner auf, jeder sollte für sich herausfinden, um was er kämpft. Dabei hilft die Frage, was es bedeuten würde, nachzugeben. Die Frau sagt, »es würde bedeuten, auf das Gefühl der Sicherheit zu verzichten«, und der Mann sagt, »ich würde meine Selbstbestimmung aufgeben«.

Damit ist klar, worum die beiden kämpfen: es geht um etwas anderes als Hobbys, es geht um wesentlich mehr. Es geht um etwas tatsächlich oder scheinbar Unverzichtbares. Ob etwas für den Einzelnen unverzichtbar ist, kann dieser nur selbst entscheiden.

Der Mann erklärt, es gäbe für ihn keine Möglichkeit, seine Hobbys aufzugeben, ohne sich fremdbestimmt zu fühlen. Er sei zwar Vater und er liebe seine Familie, aber er sei nicht bereit, hier nachzugeben, obwohl er Verständnis für die Ängste seiner Frau habe.

Der Berater fragt die Frau, warum sie betone, ihr Mann sei Vater und habe Kinder zu versorgen. Er fragt, ob die Angst sich auf materielle Aspekte bezieht. Die Frau bestätigt das, obwohl sie auch Angst habe, ihren Mann zu verlieren, wäre es für sie und die Kinder schlimm, wenn er als Versorger durch Unfall oder Tod ausfallen würde.

Die beiden beschließen daraufhin, eine Unfall- und Lebensversicherung abzuschließen. Die Frau sagt abschließend, *»mit der Angst, ihn zu verlieren, muss ich dann wohl leben.«*

Um die Bedeutung dessen, worum jeder kämpft noch zu unterstreichen, fordere ich Partner manchmal auf, sich eine Fahne oder ein Schild mit dem betreffenden Motto zu malen. Diese halten sie dann auf ihrer Position hoch, so dass der andere, wenn er auf den Partner sieht, zugleich dessen Motto, beispielsweise »Sicherheit« oder »Selbstbestimmung« im Auge hat. Er sieht dann, was dem Partner möglicherweise am wichtigsten ist.

Ein solches Sichtbarwerden ist in seiner Wirkung nicht zu unterschätzen. Wenn der Partner ein Schild oder eine Fahne hochhält oder sein Motto auf einer Schirmmütze zu lesen ist, nimmt sein Gegenüber einen Aspekt wahr, der ansonsten durch das Bild, das er sich vom Partner macht, überdeckt wird. Jetzt ist die Bedeutung dieses Aspektes sichtbar, und oft ist viel Bereitschaft da, ihn zu realisieren und darauf einzugehen, weil sonst die Beziehung in Gefahr gerät. In unlösbaren Machtkämpfen hilft nur eine eindeutige Realisation, die Erkenntnis, gegen Wände zu rennen und die Anerkenntnis, dass der Partner jedes Recht hat, so zu sein. Da helfen kein Klagen und kein Wettern.

> Die Persönlichkeit eines Partners ist in einer Beziehung nicht verhandelbar.

Daher besteht jeder Partner auf bestimmten Verhaltensweisen, die für ihn untrennbar mit seiner Identität und Lebensauffassung verbunden sind. Machtkämpfe, die auf eine Änderung dieser Persönlichkeitsmerkmale hinauslaufen, können nicht gewonnen werden. Wenn die Forderungen des Partners zu weit gehen, ist es besser, eindeutige Grenzen aufzuzeigen und klar zu machen, »das gebe ich nicht preis« – »Wenn ich hier nachgebe, verliere ich meine Selbstachtung« – »Das musst du akzeptieren«.

> Die zu realisierende Wahrheit hinter einem nicht endenden Machtkampf lautet: Bevor ich **das** aufgebe, gebe ich lieber die Beziehung auf! Es gibt tatsächlich Dinge, die wichtiger sind als die Beziehung. Selbstachtung, Würde, Selbstbestimmung und Unverletztheit gehören dazu.

Partnerschaft sei Kompromiss, wird allenthalben betont. Das mag sein, aber nur der Kompromiss ist hilfreich, der gern oder bereitwillig eingegangen wird. Der erzwungene Kompromiss wird nicht dauerhaft halten; und schon gar nicht folgenlos.

8. Die Resonanz der Beziehung

In den letzten Kapiteln habe ich Möglichkeiten beschrieben, durch ERLEBTE BERATUNG die Beziehung wie auch das individuelle Verhalten der Partner zu betrachten und damit umzugehen. Das geschieht mit dem Ziel, Ansätze zur Veränderung der Beziehung zu finden. Eine solche Veränderung kann sich stets nur aus dem veränderten Verhalten eines Partners ergeben, auf das der andere Partner wiederum verändert antwortet, wodurch sich schließlich die Beziehung verändert. Wenn ein Partner sein Verhalten ändert, ist es nicht möglich, die Wirkung dieser Veränderung vorauszusagen. Wenn Partner A etwas Ungewohntes tut, weiß er nicht, wie Partner B reagieren wird, und schon gar nicht kann er wissen, wie er selbst dann auf die Reaktion von B reagieren wird. Es ist einer der großen Irrtümer von Partnern und manchen Therapeuten, dass sie glauben, die Auswirkungen von Verhaltensänderungen in Beziehungen seien vorhersehbar, nach dem Motto, »wenn du nur … tun würdest, dann wäre alles gut.« Wenn sich ein Partner beispielsweise wünscht, sein Partner solle »ehrlicher« werden und der ihm den Gefallen erweist, werden die Karten in der Beziehung neu gemischt. Womöglich erfährt der Partner Dinge, die er nie wissen wollte und von denen er nicht weiß, wie er damit zurechtkommen soll.

So lassen sich zwar relativ leicht Ansätze zu einer Änderung des Verhaltens bei beiden Partnern finden, aber welche Auswirkungen diese auf die Beziehung haben werden, bleibt abzuwarten. Die Beziehung entwickelt sozusagen eine nicht vorhersehbare Resonanz auf Verhaltensänderungen. Darauf sollte man Partner hinweisen, vor allem, wenn diese von sich aus vorsorglich nach den Effekten von Verhaltensänderungen fragen.

Beziehungen zeigen immer Resonanz

Dass Beziehungen auf Verhaltensänderungen seitens der Partner reagieren ist unvermeidbar, weil eine Beziehung ja nichts anderes als die Kommunikation zwischen den Partnern darstellt. Eine Beziehung zeigt auch und gerade eine Resonanz auf den Versuch, sie nicht zu verändern, sondern in der bekannten Form zu erhalten. Dies wäre nur möglich, wenn sich die Umwelt der Beziehung, und das heißt: die Partner als Individuen, ebenfalls nicht verändern würden. Doch so etwas ist nicht vorstellbar. Es finden im Laufe der Zeit immer individuelle Veränderungen statt, die von den Betroffenen selbst zwar nicht bemerkt werden müssen, aber dennoch ins Verhalten einfließen. Man selbst mag nicht merken, dass man flüchtige Küsse gibt, aber dem Partner wird das nicht entgehen. Insofern ist eine Beziehung immer auch Indikator individueller Veränderungen.

> Wenn sich die Beziehung verändert, muss sich auf Seiten der Individuen etwas verändert haben.

Beziehungen sind heute, da sie im Spannungsbogen zwischen Verbundenheit und Individualität stattfinden, da sich die Liebe nicht mehr auf Rollenverhalten, sondern auf Individualität beruft und da die Liebe nicht mehr flach und stetig, sondern intensiv sein soll,[16] grundsätzlich gefährdet. Sie sind durch die Individualität der Partner gefährdet, deren Veränderung sich in der Resonanz der Beziehung zeigt.

Offenheit und Nichtwissen

Für den Berater ist es hilfreich, während aller Interventionen auf die Resonanz der Beziehung zu achten. Nimmt er diese wahr, kann er die Partner darauf hinweisen, und diese können überprüfen, ob sie diese Resonanz wünschen oder nicht. Wenn zwei sich streiten, kann das Interesse aneinander geweckt werden (die Beziehung wird wach) oder erlöschen (die Beziehung verblasst). Wenn einer etwas mitteilt, kann Nähe entstehen oder Distanz. Der Raum zwischen den Partnern kann warm werden oder kalt. Die Partner können sich einander zuwenden oder voneinander abwenden. Besser als dem oft vernommenen therapeutischen Ratschlag, »ihr müsst ehrlich sein«, zu folgen, ist es daher, die Reaktion der Beziehung auf Ehrlichkeit wahrzunehmen; besser als dem Ratschlag zu folgen, Partner müssten sich streiten, ist es, die Wirkung von Streit wahrzunehmen. Das kann ein Berater »trainieren«. Eine spezielle Möglichkeit, die Resonanz der Beziehung festzustellen, ergibt sich aus der im folgenden Abschnitt erläuterten Präsentation individueller Wünsche und Vorstellungen.

Individuelle Wünsche und Ziele

Wenn zwei eine Beziehung beginnen, selektieren sie ihre Mitteilungen. Sie teilen vorwiegend Verbindendes mit und halten Trennendes aus der Kommunikation fern. Selbst wenn Trennendes auftaucht, besteht die Tendenz, es für unwichtig zu halten und ihm keine Bedeutung zu geben. In dieser ersten Phase der Beziehung ist das wichtigste Motiv der Partner, zusammenzukommen und sich miteinander eins zu fühlen. Die Partner begehen damit keine Fehler, vielmehr ermöglichen sie erst durch dieses Verhalten eine Liebesbeziehung. Doch nach und nach macht sich ein anderes Motiv als das Liebesmotiv bemerkbar, nämlich das, ein abgegrenztes Individuum zu bleiben. Dann werden die unterschiedlichen Vorstellungen, die jeder mit der Beziehung verbindet, deutlicher und jeder versucht, die Beziehung für seine eigenen Vorstellungen zu nutzen und geht stillschweigend davon aus, die Beziehung sei auf seine Bedürfnisse zugeschnitten. Der eine spricht vielleicht nach einer Weile davon, Kinder haben zu wollen, der andere kann sich das irgendwann irgendwie mal vorstellen. Nach einigen Jahren brennt das Thema einem der Partner auf den Nägeln, und weil der andere weiterhin ausweicht, entstehen Spannungen oder Streit. Unweigerlich tauchen Vorwürfe auf, der eine Partner wird beklagen, im Ungewissen gehalten zu sein und der andere beklagt sich darüber, unter Druck gesetzt zu werden.

Individuelle Träume entfalten

Wenn solche individuellen Differenzen in Lebensentwürfen und Zukunftsplänen auftauchen und deswegen eine Beratung aufgesucht wird, ist es kaum hilfreich, darüber zu diskutieren. Man kann nicht über Träume und Sehnsüchte diskutieren. Sehnsüchte hat man, auch ohne sie zu wollen. Meinungen über die Lebensträume der Partner auszutauschen hilft daher nicht weiter. Als hilfreich kann sich stattdessen erweisen, die unterschiedlichen Vorstellungen auszubreiten, auszumalen oder auf andere Weise lebendig werden zu lassen. Dieser Versuch läuft darauf hinaus, möglichst viel von den Gefühlen, Hoffnungen und Erwartungen sichtbar und spürbar werden zu lassen, die sich in Worten schwer, in Bildern aber leichter vermitteln lassen. Damit werden Möglichkeiten, aber auch Grenzen von Lebensträumen erfahrbarer. Die Vorgehensweise empfiehlt sich auch, wenn nur ein Partner in der Beziehung etwas vermisst. Wunsch – Ziel – Bedürfnis – Traum – diese Begriffe lassen sich in der Hinsicht gleichsetzen, da es um etwas geht, das gegenwärtig nicht zur Verfügung steht.

- Ich wünsche mir … Kinder …
- Lass uns … in eine andere Stadt ziehen …
- Wenn wir ein großes Haus hätten …
- Wenn wir nur mehr Zeit füreinander hätten, dann …
- Wenn die Leidenschaft zurückkehren würde, dann …

Wer immer solche Wünsche hat, tut gut daran, seinem Partner eine möglichst nachvollziehbare Vorstellung davon zu vermitteln. Das geschieht, indem der individuelle Traum so geträumt wird, als wäre er Wirklichkeit. Das kann auf verschiedene Weise umgesetzt werden.

Briefe aus der Zukunft

Wenn zwei ganz verschiedene Lebensentwürfe miteinander konkurrieren, könnte jeder Partner zu Hause getrennt vom anderen einen »Brief aus der Zukunft« verfassen, eine oder zwei Seiten lang. Darin stellt er sich vor, am Ziel seiner Träume zu sein und vor dort aus zu berichten. Der Bericht wird in der Gegenwartsform abgefasst (»Ich bin da und da, ich lebe dort so und so, es passiert das und das ...«). In einer nächsten Beratungssitzung können die Lebensentwürfe dann einander vorgelesen werden. Es empfiehlt sich das auf jeden Fall in Anwesenheit des Beraters zu tun, wenn die Partner sich über ihre Lebensentwürfe streiten oder sie zerreden.

Den Traum entfalten

Eine andere Möglichkeit besteht darin, den Traum direkt vor Ort zu entfalten. Der Berater schlägt vor, dies zu tun und erklärt dazu, er würde zwar die Worte hören, könne aber nicht nachvollziehen, was damit verbunden sei. Er sagt beispielsweise, »lassen Sie mich an Ihrer Vorstellung teilhaben, damit ich diese nachvollziehen kann. Stellen Sie sich vor, Sie wären schon am Ziel Ihres Wunsches angekommen. Schauen Sie sich um und erzählen Sie, wie Sie leben.« Der Partner erzählt auch hier in der Gegenwartsform, »ich bin da und da ... das und das geschieht ...«, und der Berater achtet darauf, dass diese Sprachform eingehalten wird. Er kann und sollte dabei nachfragen, was derjenige fühlt oder denkt, während etwas Bestimmtes geschieht, um die inneren Bedeutungen der Vorstellungen zu erfahren.

»Ich komme gerade aus dem Krankenhaus zurück und habe ein Baby auf dem Arm. Ich gebe das Kind meinem Mann, der es auf den Arm nimmt und zärtlich streichelt. Wir stehen zu dritt beieinander ...«
»Wie fühlen Sie sich in dem Augenblick?«
»Geborgen, wir gehören zusammen ... ich bin restlos glücklich ...«

Der Partner verfolgt den Traum, der bei ihm etwas auslöst – in positiver oder negativer Hinsicht. Hierüber kann er anschließend berichten. Während der Traumschilderung sind Nachfragen erlaubt, aber keine Diskussionen. Schließlich kommt auch der andere Partner dahin, seinen Traum zu entfalten. Vielleicht träumt er von etwas ganz anderem.

»Ich habe den Ausbau des Wohnmobils, mit dem wir um die Welt fahren wollen, fertig gestellt. Jetzt sind wir unterwegs in Frankreich. Wir fahren nicht mit Karten, sondern folgen der Straße, die uns gerade gefällt. Wir wissen morgens nicht, was wir abends tun werden oder wo wir sein werden«
»Wie fühlen Sie sich dabei?«
»Lebendig, wie ein Abenteurer. Es ist spannend.«

Ich habe hier der Deutlichkeit wegen zwei sehr unterschiedliche Traumvorstellungen gewählt. Natürlich können die Vorstellungen auch näher beieinander liegen.

Wie reagiert die Beziehung auf die individuellen Träume?
Nun sind zwei Träume geträumt und präsentiert. Ausführliche Phantasien wurden in die Welt gesetzt, ausgeschmückte Bilder sind wie schillernde Seifenblasen in die Luft gestiegen, die Hoffnungen, Bedürfnisse und Wünsche und Ziele mitteilen. Jeder Partner hat einen tieferen Einblick in die Vorstellungs- und Gefühlswelt des anderen erhalten, und die Partner können sich nun darüber austauschen. Der Austausch darf allerdings nicht

in eine Diskussion ausarten und kein Rechthaben zum Ziel haben, weil man über Träume und Sehnsüchte nicht diskutieren kann. Niemand kann sich seine Lebensträume aussuchen oder diese willkürlich verändern, und deshalb hat auch der Partner keinen Zugriff darauf. Aber er kann Nachfragen stellen, solange diese aus einer Haltung der Akzeptanz und des Verstehen wollen kommen. Und er kann herausfinden, ob seine eigenen Träume die seines Partners beeinflussen und wenn ja, wie. Meist lässt sich bereits während dieses Austauschs feststellen, wie die Beziehung auf die unterschiedlichen Vorstellungen reagiert und welche Resonanz sie entwickelt. Bringen die geäußerten Vorstellungen die Partner näher zueinander oder fühlen sie sich weiter voneinander entfernt? Wecken bestimmte Bilder oder Gefühle oder Hoffnungen das Interesse des Partners? Etwas flapsig ausgedrückt: Törnt der Traum des einen den anderen »an« oder törnt er ihn »ab«? Entzündet die Phantasie etwas Gemeinsames oder lässt sie Klüfte entstehen? Schafft sie Begeisterung oder Ernüchterung?

Manchmal ist Liebe nicht genug

Unabhängig von aller Liebe, die zwei miteinander verbindet, können ihre Lebensentwürfe unterschiedlich sein. Dann zeigt sich, dass Liebe wirklich nicht »alles« ist, sondern dass das Individuum heute der Beziehung gegenüber als zumindest gleichwertig gilt. Vieles spricht sogar dafür, dass das Individuelle dabei ist, einen höheren Wert zu erhalten und dass die Menschen immer weniger bereit sind, sich für eine Beziehung einzuschränken oder aufzugeben. Es kann aber auch sein, dass eine Liebe so stark ist, dass Partner auf die Erfüllung bestimmter Lebensträume leichten oder schweren Herzens verzichten.

Zeigt eine Beziehung dauerhaft eine Resonanz, die an den Bedürfnissen und Vorstellungen der Partner vorbeigeht, stellt sich für das Individuum womöglich die Frage nach dem Wert, den die Beziehung für es hat.

Der Wert einer Beziehung

Ich habe Möglichkeiten geschildert, sich mit der Beziehung, dem individuellen Verhalten der Partner und der Resonanz der Beziehung auseinanderzusetzen. Das alles trägt dazu bei, die Beziehung zu »realisieren«. Dies bedeutet, ihre Möglichkeiten und Grenzen zu erkennen. Natürlich ist eine Beziehung gewissermaßen lebendig und wechselt ihren Zustand, so dass man sie nicht für alle Zeit auf eine Form festlegen kann. Dennoch lässt sie sich nicht willkürlich gestalten, auch wenn der Begriff der »Beziehungsgestaltung« diesen Irrtum nahe legt. Was zwei miteinander haben, das können sie nicht bestimmen, und es mag irgendwann der Zeitpunkt kommen, an dem die Partner feststellen, etwas Bestimmtes und nichts anderes miteinander haben zu können. Dann kommen sie zu dem Schluss, dass ihre Beziehung so ist. Sie ist in dieser Phase oder insgesamt ... wechselhaft, vertrauensvoll ... unsicher ... leidenschaftlich ... partnerschaftlich ... oder wie immer sie von den Partnern empfunden und benannt wird.

> Die Beziehung ist so, weil die Partner so sind, und die Partner können die Beziehung nicht willkürlich verändern, weil sie sich selbst nicht willkürlich verändern können und das auch nicht wollen.

Die Realisation, »so *ist* unsere Beziehung«, markiert die Sicht, aus der heraus Entscheidungen fallen, wie die Partner zukünftig mit dieser Beziehung umgehen werden.

Mit der Beziehung unzufrieden sein

Die Beziehung zu realisieren beinhaltet, den Unterschied zwischen Realität und Wunsch zu erkennen. Die meisten Partner werden im Laufe der Jahre feststellen, dass ihre Beziehung nicht alles bietet, was sie sich erwünschen. Manche akzeptieren das und stellen sich insofern auf ihre Beziehung ein. Andere werden unzufrieden sein, und das ist ihr gutes Recht. Doch besser, als *mit dem Partner* unzufrieden zu sein, ist es allemal, *mit der Beziehung* unzufrieden zu sein. Denn zur Beziehung gehören immer zwei, und die Formulierung »Ich bin mit der Beziehung unzufrieden« schließt fairerweise die eigene Beteiligung an dem unerwünschten Zustand mit ein.

Nehmen wir ein Paar, das eine sexuell unbefriedigende Beziehung führt, weil der Mann wenig Lust auf Sex hat, die Frau aber viel. Diese Beziehung ist für beide unbefriedigend, und aus Sicht jeden Partners ist der andere die Ursache des Mangels. Die Frau sieht es so: »*Wenn mein Mann sexuell aktiver wäre, wäre die Beziehung zufrieden stellend für mich*«, der Mann so: »*Wenn meine Frau sexuell bescheidener wäre, wäre die Beziehung zufrieden stellend für mich*«. Offenbar nimmt Sexualität hier eine unterschiedliche Bedeutung für die Partner ein. Wer aber eine Beziehung zu jemandem führt, der eine grundsätzlich andere Einstellung zur Sexualität hat, braucht sich nicht zu wundern, dass diese Beziehung sexuell unbefriedigend ist und er ist allein dadurch, dass er die Beziehung unter diesen Umständen führt, an ihrem Zustand beteiligt. Welchen Sinn ergibt es da, mit dem Partner unzufrieden zu sein? Jeder Partner hat gezeigt, dass er sich trotz aller Bemühungen und Beratungen nicht weiter verändern will, die Frau will nicht auf ihre Begierde verzichten, der Mann will sich nicht anstrengen, Begierde zu entwickeln. Was den Partnern dann bleibt ist, mit ihrer Beziehung unzufrieden sein.

Bedingungen an die Beziehung

Ob Partner mit ihrer Beziehung zufrieden sind, hängt davon ab, welche ihrer Bedingungen oder Erwartungen die Beziehung erfüllt und welche nicht. In therapeutischen Konzepten ist manchmal die Rede von »bedingungsloser Liebe«. Solche hochfliegenden Phantasien sind in der ERLEBTEN BERATUNG nicht zu gebrauchen. Mir ist noch keine bedingungslose Liebe untergekommen. Es ist ganz normal, dass Partner unverzicht-

bare Erwartungen an eine Beziehung haben. Dazu gehört beispielsweise, dass in der Beziehung miteinander gesprochen
wird, dass Anteil an Gefühlen genommen wird, dass Gemeinsamkeiten gelebt werden, dass Körperlichkeit vorkommt, dass
Treue praktiziert wird, dass Leidenschaft verbindet ... oder was
immer es im Einzelfall auch sein mag.

Solche Bedingungen sind selbstverständlicher Bestandteil
der Liebe als Kommunikation, sie sind allerdings nicht mit den
Bedingungen identisch, die man an den Partner stellt. Etliche
der Bedingungen, die an den Partner gerichtet sind, erscheinen
bei näherer Betrachtung absurd. Man kann vom Partner beispielsweise nicht sinnvoller Weise fordern – natürlich kann man
sich das wünschen – für alle Zeiten als begehrenswert erachtet
zu werden, denn über sein Begehren hat der Partner selbst
keine Kontrolle. Man kann aber durchaus die Bedingung for-
mulieren: Ich will eine Beziehung, in der ich begehrt werde.

Bedingungen an die Beziehung zu stellen statt an den Partner
trägt dazu bei, Selbstachtung und Achtung vor dem Partner zu
bewahren. Wer beispielsweise sagt, »du hast zu wenig sexuelle
Bedürfnisse«, wertet den Partner ab. Wer hingegen sagt, »in
unserer Beziehung ist mir zuwenig Sexualität«, achtet den Partner – und auch sich selbst.

Was eine Beziehung möglich macht, hängt wie betont nicht
vom Willen der Partner ab. Viele Bedingungen kann nur die
Beziehung erfüllen, aber kein Partner für sich genommen und
auch nicht beide in gemeinsamer Anstrengung. Auch wenn
zwei sich Mühe geben, partnerschaftlich oder leidenschaftlich
zu sein, muss das nicht gelingen. Damit etwas Bestimmtes in
der Beziehung erlebt werden kann, muss die »Chemie« stimmen, die körperliche oder geistige oder psychische Chemie,
wie immer man das *Zusammenwirken* des partnerschaftlichen
Verhaltens nennen will. Daher sollte kein Partner versuchen,
Bedingungen zu erfüllen, welche nur die Beziehung, also das
Zusammenwirken beider, erfüllen kann.

Eine Beziehung habe ich an anderer Stelle[17] als das bezeichnet, »was zwei beim besten Willen miteinander hinbekommen«.

Diesen besten Willen setze ich grundsätzlich voraus, da mir noch kein Paar begegnet ist, das nicht das Beste aus seinen Möglichkeiten gemacht hätte. Ist die Beziehung dann beispielsweise ... wechselhaft ... unsicher ... kampfbestimmt ... leidenschaftlich ... vertraut ... oder sonst wie geartet und sind die Partner damit unzufrieden, können sie ihre Unzufriedenheit äußern, was in der Regel große Betroffenheit auslöst.

Wenn das Tun, Manipulieren, Bemühen und die »Arbeit an der Liebe« eingestellt wird, wenn eine Beziehung realisiert und ihre Beschaffenheit anerkannt ist, setzt eine bewusste oder unbewusste Abwägung über den Wert der Beziehung ein. Diese Abwägung kann in der ERLEBTEN BERATUNG unterstützt werden.

Eine Beziehungsbilanz ziehen

Manchen erscheint es hart, Begriffe aus der Betriebswirtschaft wie den Begriff des Wertes in den Bereich zwischenmenschlicher Beziehungen zu übertragen. Ich glaube aber, dass Partner das ganz von selbst tun, wenn sie in schwierige Phasen geraten. Dann tauchen Fragen auf wie› ›lohnt sich das Ganze noch?‹ – ›Was bringt es noch?‹ – ›Ist es die Mühe wert?‹

Diese Alltagsformulierungen weisen darauf hin, dass Beziehungen nicht nur etwas bringen, sondern auch etwas kosten. Jede Beziehung hat ihren Preis; und die Partner müssen bereit sein, ihn zu zahlen, wenn die Beziehung bestehen bleiben soll. Diesen Preis zahlen sie abhängig vom Wert, den sie der Beziehung zuschreiben. Die Wertung ihrer Beziehung kann allerdings nur von den Partnern selbst getroffen werden, Bewertungen seitens des Beraters sind völlig fehl am Platz. Beispielsweise kann sich eine sehr aufreibende Beziehung für einen Partner allein deshalb lohnen, weil sein Partner treu ist. Eine verlässliche Beziehung kann sich auch dann lohnen, wenn der

Partner untreu ist. Eine unsichere Beziehung kann sich lohnen, weil sie Freiheiten lässt. Sogar eine als langweilig bezeichnete Beziehung kann sich lohnen, weil sie Sicherheit gibt. Dafür ist mancher bereit, vieles in Kauf zu nehmen. ›In Kauf nehmen‹ ist ein weiterer betriebswirtschaftlicher Begriff, der zeigt, dass in Beziehungen durchaus Wertbilanzen aufgestellt werden. Der Wert einer Beziehung ergibt sich daraus, was diese zum Leben der Partner beiträgt oder wegnimmt. Darüber können natürlich nur die Partner entscheiden. Erscheint das Leben mit dieser Beziehung besser als ohne? Oder nimmt die Beziehung dem Leben seine Kraft, Freude, Qualität? Kann ich das schätzen, was wir miteinander haben oder bedeutet es mir nicht viel? Um das herauszufinden, kann eine Frage lauten: Was würde ich vermissen, wenn wir auseinander sind? Weitere Anregungen ergeben sich aus den geschilderten Fragen, worauf die Beziehung beruht, wo die Partner zusammenkommen und wo nicht, was sie verbindet und was sie trennt. Das alles fließt in die Bilanz ein.

Die Beziehungsbilanz kann sehr verschieden erfolgen. Man kann auf einem Flipchart eine Gegenüberstellung davon machen, was die Beziehung gibt oder nimmt, oder man kann durch verschieden große Kissen oder Gegenstände eine Gewichtung vornehmen, so als ob man eine Waage bestückt. Man kann aber auch einfach nur darüber sprechen, was die Beziehung kostet und was sie bringt. In jedem Fall sollte die konkrete Vorgehensweise mit den Partnern vorher abgesprochen werden, weil es sich um ein sensibles Thema handelt. Eine wichtige Frage ist, ob die Partner ihre Gewichtung allein oder im Beisein des anderen vornehmen wollen.

Die Frage nach dem Wert oder danach, wie wertvoll eine Beziehung ist, kann und braucht nicht auf Anhieb beantwortet zu werden, sie kann auch als ›Hausaufgabe‹ mitgegeben werden. Oftmals braucht sie überhaupt nicht explizit beantwortet zu werden, weil die Antwort nicht verbal, sondern als Gefühl auftaucht, als Gefühl der Verbundenheit, Dankbarkeit oder Distanz ... oder in welcher Form auch immer.

Sich zur Beziehung verhalten

Ist den Partnern rational oder emotional klar, welchen Wert ihre Beziehung für sie hat, wissen sie meist recht genau sich dieser Beziehung gegenüber zu verhalten. Viele Partner erkennen, dass ihre Beziehung trotz aller so empfundenen Mängel großen Wert hat. In der Folge stellen sie sich auf ihre Beziehung ein und geben die Versuche auf, die Beziehung nach ihren Vorstellungen formen zu wollen. »Getan« werden kann – vor allem, wenn schon Beratung und Therapie aufgesucht wurde – nicht mehr allzu viel. Dann bleibt nur, die Beziehung zu akzeptieren. Seltsamerweise führt aber gerade dieses Aufgeben des »Tuns« manches Mal zu einer unerwarteten Veränderung im Zustand der Beziehung. Werden die oft krampfhaften Bemühungen, die Beziehung nach den eigenen Vorstellungen umzuformen, eingestellt und wird die Beziehung gesehen, wie sie ist, entspannen sich die Partner, und in der Folge wird die Beziehung oft leichter oder harmonischer. Ob diese Veränderung den Partnern reicht, wird sich dann herausstellen. Andere Partner erkennen an, dass die Beziehung, obwohl sie wertvoll ist, ihnen nicht alles gibt, was sie brauchen und suchen nach Möglichkeiten, die Beziehung zu erhalten und in anderen Bezügen das zu finden, was sie vermissen, beispielsweise geistige Anregungen oder sexuelle Abwechslung mit anderen Partnern. Andere Partner wiederum stellen fest, dass die Beziehung ihren Ansprüchen nicht genügt und dass sie diese beenden wollen. Sie entscheiden sich zur Trennung.

Mit Trennungen umgehen

Paare kommen in die Beratung, weil sie zusammenbleiben möchten – so hat es zumindest den Anschein. Doch nicht wenige Paare suchen meiner Meinung nach eine Beratung auf, weil sie Hilfe beim Auseinandergehen suchen. Aufgabe eines Beraters kann es demnach nicht sein, sich für das eine oder andere zu engagieren. Auch beim Thema Trennung kommt es in der ERLEBTEN BERATUNG darauf an, eine Haltung des Nichtwissens und der größtmöglichen Neutralität zu zeigen.

Wenn Trennungen ausbleiben, geschehen Trennungen

Wenn das Thema Trennung auftaucht und von den Partnern aufgegriffen wird, muss es nicht unbedingt um eine große Trennung gehen – damit bezeichne ich das Ende einer Beziehung –, vielmehr kann es sich auch um kleine Trennungen handeln, die nötig sind.[18] Um zu klären, ob kleine Trennungen ausreichen, lege ich Paaren manchmal meine Einstellung zum Thema dar, wobei ich diese selbstverständlich als meine persönliche Einstellung verdeutliche. Ich sage, dass dann, wenn Trennungen ausbleiben, es oft zu Trennungen kommt. Damit ist gemeint, dass die Sehnsucht nach der großen Trennung wächst, wenn notwendige kleine Trennungen vermieden werden.

In einer kleinen Trennung wird nicht vom Partner, sondern von *etwas* Abschied genommen. Um was es sich dabei handelt, wird sich im Laufe der Beratung herausstellen. Möglicherweise sollten sich die Partner von einer Vorstellung trennen, einer Hoffnung, einer Gewohnheit, einem Versprechen, einer Rolle (z.B. Elternrolle) oder sonst etwas, das zur Belastung für ihn oder die Beziehung geworden ist. Oft ist es nicht der Partner, von dem man sich trennen muss, sondern etwas, das man selbst mit sich trägt, also eine Erwartung. Um das herauszufinden, kann man die Vorstellung »Trennung« erforschen.

Die Vorstellung »Trennung« im Gespräch erörtern

Das Verlockende in der Vorstellung Trennung liegt im Gewinn, den sie verspricht. Wer sich trennt, ist erst einmal von Verhaltenszwängen befreit, welcher Art diese auch sein mögen. Es

kann demnach hilfreich sein herauszufinden, was derjenige
»nicht mehr muss« sondern »darf/kann«, sobald er getrennt
ist. Das kann in einem einfachen Gespräch geschehen. Im folgenden *Beispiel* sind die Personen mit M für den Mann, F für
die Frau und C (Coach) für den Berater bezeichnet.

> *C: Wenn Sie sich jetzt trennen, wovon trennen Sie sich dann?*
> *M: Von den Lügen und Halbwahrheiten.*
> *C: Dann können Sie ehrlich sein?*
> *M: Ja, dann kann ich sein wie ich bin und tun was ich will.*
> *C: Und das können Sie in der Beziehung nicht?*
> *M: Nein, dann tue ich ihr weh.*
> *C: Vielleicht sollten Sie sich von der Vorstellung trennen, ihr nicht
> wehtun zu dürfen?*
> *M: Ich wollte ihr nie wehtun.*
> *C: Glauben Sie, zu gehen würde ihr weniger wehtun?*
> *M: Nein, wahrscheinlich nicht.*
> *C: Was ist dann der Vorteil dabei, zu gehen statt ehrlich zu sein
> oder zu tun, was Sie wollen?*
> *M: Hm … ich erspare mir etwas.*
> *C: Was?*
> *M: Etwas sehr Peinliches.*
> *C: Was ist so peinlich, dass Sie es sich und Ihrer Frau lieber
> ersparen möchten?*
> *M: Zuzugeben, dass ich es nicht geschafft habe.*
> *C: Sie haben sich etwas vorgenommen, das Sie nicht geschafft
> haben?*
> *M: Ja, und ich hatte es ihr versprochen.*
> *B: Wollen Sie es wissen?*
> *F:* Nickt.
> *C: Auch wenn es weh tut?*
> *F: Ja, verlassen werden ohne den Grund zu kennen ist bestimmt
> schlimmer.*
> *C: Sie will es wissen. Wollen Sie es sagen?*

M: Gut. Ich habe es nicht geschafft … treu zu sein. Ich habe mit einer anderen Frau geschlafen.

Stille im Raum.

C: Dann können Sie sich jetzt von der Vorstellung verabschieden, dass Sie ein treuer Mann sind.

M: Ja. Das bin ich nicht.

Dieser Mann konnte sich eher vorstellen, seine Partnerin wortlos zu verlassen als ihr (und sich) reinen Wein einzuschenken. Wie seine Frau auf sein Geständnis reagiert und welche Beziehung sich anschließend ergeben wird, bleibt abzuwarten. Möglich, dass sich jetzt die Frau trennen will, möglich, dass eine Freundschaft bleibt, möglich, dass sie sich fremd werden oder dass es ihnen gelingt, ihre Beziehung fortzuführen. Aber selbst wenn sie auseinander gehen − erfahrungsgemäß hat die Art und Weise, wie eine Trennung zustande kommt, Auswirkungen auf die zukünftige Beziehung, und natürlich auf das innere Verhältnis zum ehemaligen Partner. Den Partner zu belügen, der dann später von anderen von der neuen Liebe erfährt, ist gelinde gesagt ein »unfreundlicher« Akt, durch den oft tiefe Gräben aufgerissen oder Rachegelüste erzeugt werden. Da erscheint es in den meisten Fällen sinnvoller, klar zu machen, wovon man sich trennen möchte, wenn man gehen will oder wenn man tatsächlich geht. Das Gespräch über die Vorteile einer Trennung kann viele Informationen hervorbringen, die bis dahin unbekannt waren und die womöglich ein neues Bild ergeben.

M: Dann brauche ich mir deine Vorhaltungen nicht mehr anzuhören.

F: Ich wusste gar nicht, dass du darunter so leidest.

M: Dann brauche ich kein schlechtes Gewissen mehr zu haben.

F: Du stehst nicht zu dem, was du tust, und willst von mir Absolution haben?

F: Dann geht es nur noch um mich, nicht immer nur um dich.
M: Was willst du denn eigentlich von mir? Soll ich etwa deine
*   Gedanken lesen?*
F: Dann brauche ich deine Eifersucht nicht mehr zu ertragen.
M: Mir war nicht klar, wie sehr dich das einengt.

Die Trennungsphantasie entfalten und die Traumfigur in die Gegenwart holen

Man kann zur Erforschung der Trennungsvorstellung noch
weiter gehen und eine Phantasie dazu entfalten. Das geschieht,
indem die Partner oder zumindest derjenige, der Trennung
sucht, sich in die Vorstellung vertiefen, die Trennung wäre bereits geschehen. Die leitenden Fragen lauten nun, »was muss/
brauche ich jetzt nicht mehr?«, und »was kann/darf ich jetzt?«
Diese Phantasie kann in Gegenwart des Partners entfaltet werden, sie kann aber auch als »Brief aus der Zukunft« aufgeschrie-
ben werden. Wichtig ist hier wie bei der Entfaltung individueller Träume, dass die Vorstellung in der Gegenwartsform
geschildert wird. »Ich bin ... dort passiert ... ich fühle ... ich
denke ... ich bin froh, dass ... ich brauche nicht mehr ...«. Aus
dieser Phantasie lässt sich die Figur benennen, die in der Zukunft lebt. Es mag sich dabei um »die Selbstbewusste/Un-
abhängige« oder »den Wilden« oder »die Entspannte« oder
sonst wen handeln. Diese Figur kann nun – wiederum in der
Vorstellung – in die reale Beziehung und damit in die Gegenwart geschickt werden. Der Beratene erlebt dann, wie er sich
»als diese/r« verhält, was er tut und denkt und fühlt. Der Berater fragt in die Vorstellung hinein, was »diese/r« anders macht
als ... Gerd oder Gisela. Man kann die Traumfigur auch mit der
realen Figur in Kontakt bringen.

Ein Mann, 58 Jahre alt, kommt allein zur Beratung, weil er
sich von seiner Frau trennen möchte. Er phantasiert von der
Zeit nach der Trennung.

»Ich habe eine eigene Wohnung und komme und gehe wann ich will. Ich brauche nichts mit niemand abzusprechen, ich kann machen, wonach mir ist. Wenn ich nachts um fünf nach Hause komme, ist keiner, der mich fragt, wo ich gewesen bin. Keiner nörgelt, keiner macht Vorhaltungen. Ich bin mein eigener Herr.«

Berater:*»Wie nennen Sie diesen Mann in dem Traum?«*

Mann: (Lacht). *»Das ist irgend so ein Filmheld. Bond. James Bond«.*

Der Mann richtet sich bei dem Namen auf und bekommt einen entschlossenen Gesichtsausdruck.

Berater:*»Schicken wir James Bond in Ihren Alltag. Lassen Sie ihn durch Ihre Wohnung gehen. Dort begegnet er Ihnen. Was passiert da.«*

Mann:*»Er geht durch die Wohnung und zieht die Nase hoch. Es ist ihm alles viel zu aufgeräumt und spießig. Dann sieht er mich und schaut mich verächtlich an. Er sagt, »na Bubi!«*

Berater:*»Was denken Sie?«*

Mann:*»Er hat recht. Ich bin ein Bubi. Ich will es meiner Frau recht machen, aber das ist mir bis heute nicht gelungen.«*

Berater:*»Wie würde sich Bond anders verhalten?«*

Mann: (Lächelt und hat offensichtlich positive Vorstellungen) …

Berater:*»… Bond müsste nicht gehen …«*

Mann:*»Ja, aber er müsste auch nicht bleiben.«*

Berater:*»Was werden Sie tun? Mehr James Bond sein?«*

Mann:*»Ich weiß nicht. Vielleicht liegt doch mehr an mir als ich glaube. Ich weiß nur nicht, ob ich es schaffe, mich zu ändern.«*

Die Phantasie hat verdeutlicht, was der Mann sucht. Die Möglichkeit, sein eigener Herr zu sein. Die Leitfigur namens Bond, die sich ihm anbietet, hat beide Möglichkeiten, die des Bleibens und die der Trennung. Gelingt es dem Mann, *in* seiner Beziehung mehr Bond zu sein, werden sich die Beziehung und sein Erleben davon verändern.

Je lebendiger und detaillierter die Traumfigur erlebt und erforscht wird (was kann/darf ich als diese/r, welche Überzeugungen ermöglichen das ... usw.), desto mehr Informationen ergeben sich und damit eventuell die Bereitschaft, diese in der Beziehung zu nutzen. Natürlich darf aus diesen Ausführungen zur kleinen Trennung nicht die Forderung abgeleitet werden, es dürfe keine große Trennung stattfinden. Manchmal kommt man von etwas nur los, wenn man sich vom Partner lossagt.

> Es handelt sich bei der Trennungsvorstellung wie bei allen Zukunftsphantasien um eine Identitätsverschiebung, durch die sich Möglichkeiten alternativen Verhaltens erschließen.

Die Entscheidung fällt

Wie auch immer es dazu kommt – oft erfährt der Berater gar nicht alle Zusammenhänge –, können sich Partner ebenso für eine große Trennung entscheiden. Erfahrungsgemäß ist das Ende einer Beziehung gekommen, wenn das Leben ohne sie unproblematischer erscheint als mit ihr. Der erwartete Gewinn aus der Trennung ist bedeutender als die Kosten des Verbleibens in der Beziehung.

Eine Trennung ist meist schmerzlich, muss aber nicht bedeuten, sie hätte vermieden werden können. So wie Liebe beginnt, kann sie auch enden, und auch Partnerschaften können auslaufen. Die beschriebenen Beziehungsgrundlagen mögen ihre Tragkraft verloren haben. Bedürfnisse lassen sich eventuell mit jemand anderem besser erfüllen, oder sie sind schlicht nicht mehr dringlich und können der Beziehung nicht mehr als Fundament dienen. Die Persönlichkeitsanteile des Partners mögen so weit integriert sein, dass der Partner seine Faszination verliert, und die Partner werden womöglich zu Freunden. Ein Lebensprojekt mag beendet sein, die Kinder sind aus dem

Haus, oder jeder steht inzwischen auf eigenen Füßen, so dass es nichts Gemeinsames mehr zu erledigen gibt. Oder ein Beziehungsmythos mag entzaubert sein, weil dieser Traum wahr wurde, aber er hält nicht, was er versprochen hat, oder er hat sich schlicht aufgelöst, weil die Bedürfnisse, die ihn erschufen, anders erfüllt sind.

Trennung ist immer eine Option, auch wenn diese Gefahr im Beziehungsalltag leicht aus dem Auge gerät. Liebe ist – das habe ich in meinem Buch *Und sie verstehen sich doch* dargelegt – auf Gefahr regelrecht angewiesen, auf die Gefahren vor allem, die in den individuellen Unterschieden der Partner begründet sind.

Im Streit auseinander gehen

Wahrscheinlich gehen die meisten Paare im Streit auseinander. Das hängt meiner Ansicht nach damit zusammen, dass sie nicht auf die Beziehung schauen, sondern vorwiegend auf den Partner. Sie blenden ihre eigenen Anteile am Auseinandergehen aus und geben dem Partner die Schuld. Dafür mag es gute Gründe geben. Man mag die eigenen Erwartungen und das eigene Verhalten nicht in Frage stellen, um Selbstzweifel zu vermeiden, oder um den Trennungsschnitt überhaupt zu ermöglichen, der trotz noch vorhandener Liebe gemacht wird. Dennoch erscheint in vielen Fällen eine Trennung im Guten die bessere Alternative, vor allem natürlich, wenn gemeinsame Kinder da sind. Diese Trennung im Guten lässt sich in der ERLEBTEN BERATUNG durch Abschieds- und Lösungsrituale unterstützen.

Abschieds- und Lösungsrituale entwerfen

Das Auseinandergehen im Guten lässt sich unterstützen, indem es – ähnlich wie das Zusammenkommen – ritualisiert wird. Bis zwei ein Paar sind, haben sie ... Kontakt aufgenommen ... sich Versprechen gemacht ... sich vielleicht verlobt ... sich gebunden und Ringe ausgetauscht ... gemeinsames Vermögen geschaffen usw. Dieser Weg lässt sich auch in die andere Richtung gehen. Paare, die sich trennen, trennen fast ausnahmslos ihre Besitztümer. Manche geben sich Geschenke zurück oder die Trauringe, oder sie entbinden sich von Versprechen. Ich kenne inzwischen einige Beziehungen, in denen die Trennung als Party gefeiert wurde. Die Partner erklärten dabei öffentlich – also vor ihren Freunden und Bekannten – ihre Liebesbeziehung für beendet und wünschten sich alles Gute auf dem Lebensweg.

Solch ein Ritual kann ähnlich tiefe Gefühle hervorrufen wie das Zusammenkommen es einst tat, und dabei wird spürbar, wie nah Liebe und Schmerz beieinander liegen. Lösungsrituale brauchen nicht vorgegeben zu werden, man kann die Partner schlicht fragen, wie sie auseinander gehen wollen und einige Beispiele von den Ritualen anderer Paare geben. Was sie dann wünschen und verkraften können, wissen die Partner meist recht genau.

Trennung durch Verräumlichen erleben

Eine Möglichkeit, die sich aus einer Verräumlichung ergibt, kann in der Beratung durchgeführt werden. Dabei reflektieren die Partner den Beziehungsverlauf und stellen ihn – durch Abstand, Gesten und Bewegungen – anschließend dar. Die Darstellung fängt beim Zusammenkommen an, führt durch die wichtigen Stationen der Beziehung und endet beim Auseinandergehen. Worte sind an jeder Station möglich, Gefühle werden intensiviert. Wenn am Ende eines solchen Rituals Dank ausgesprochen werden kann, bleibt dem Partner ein Platz im Herzen. Manchmal wird erst in solch einem Trennungsritual – oder sogar erst dann, wenn eine Trennung bereits durchgeführt wurde – der Wert der Beziehung vollends deutlich. Dann besteht immer noch die Möglichkeit, die Beziehung fortzuführen oder, was vielleicht treffender ist: sie neu zu beginnen.

Zu Ende ist nicht unbedingt vorbei

Eine Trennung ist nur scheinbar eine Entscheidung, tatsächlich ist sie ein Prozess. Es braucht seine Zeit, die Verbindungen zu lösen, und meist bleibt eine unbestimmte Verbundenheit über das gesamte Leben bestehen. Von etwas, beispielsweise von Erinnerungen, werden sich die Partner nie lösen können. So braucht Trennung manchmal Jahre, bis die Trauer überwunden ist.

9. Praktische Anhaltspunkte zur ERLEBTEN BERATUNG

Hier zusammengefasst einige wichtige Anhaltspunkte für die Durchführung einer ERLEBTEN BERATUNG.

Wer sitzt mir gegenüber?

Die Frage zielt nicht auf die Person, sondern auf einen für einen bestimmten Lebenszusammenhang maßgebenden Persönlichkeitsaspekt. Ergänzende Fragen lauten, »Wer sagt das?« oder »Wer fühlt das?« oder »Wer tut das?« Ziel der Frage ist es, eine Figur zu benennen, die man dem Klienten bei passender Gelegenheit vorschlagen kann. »Ich frage mich, wer so spricht/ fühlt/handelt. Wie würden Sie solch einen Menschen nennen?«

Ich und Nicht-Ich unterscheiden

Zum Ich gehören Wahrnehmungen/Handlungen, mit denen der Klient bewusst oder unbewusst identifiziert ist. Durch diese Identifikation entstehen meist die Probleme, wegen denen eine Beratung aufgesucht wird. Die Identifikation wird in der Problemfigur erfasst. Ihr Gegenüber stellt die Lösungsfigur dar, in der Wahrnehmungen/Handlungen erfasst sind, die von außerhalb der Identifikation stammen. Diese Lösungsansätze sind in einer Situation immer enthalten, weil sonst kein Problem entstehen könnte, da sich ein Problem immer in einem inneren Konflikt abbildet.

Entwicklungen und Figuren

Figuren lassen sich durch Entwicklungen erkennen. Dabei sind die Fragen,»Wem passiert das?« oder »Wer hat dieses Problem?« hilfreich, ebenso die Frage »Wer geht in der Entwicklung unter?« Diese Fragen zielen auf die Problemfigur und die bestehende Identifikation.

Die Frage »Wer kommt weiter?« oder »Wer steht in dieser Entwicklung auf?« weist auf die Lösungsfigur und die sich abzeichnende neue Identifikation hin.

Anmerkungen

1 Tagung der DAJEB, Freising Mai 2006, Workshop *Verkörperlichen und Verräumlichen*.

2 Fortbildungs-Angebote finden sich unter www.michaelmary.de

3 Arnold Retzer im Interview mit Michael Mary, im Buch *Mythos Liebe*, Bergisch-Gladbach 2004.

4 Siehe hierzu Michael Mary: *5 Wege, die Liebe zu leben*, Bergisch-Gladbach 2002.

5 Ausführlich zur Eigenständigkeit von Beziehungen siehe Michael Mary: *Mythos Liebe*, Bergisch-Gladbach 2004.

6 Zu den Erfordernissen der Liebeskommunikation ausführlich Michael Mary: *Und sie verstehen sich doch*, Bergisch-Gladbach 2006.

7 Siehe Michael Mary: *Und sie verstehen sich doch*, Bergisch-Gladbach 2006.

8 Wolfgang Schmidbauer: *Die heimliche Liebe*, Reinbek 2002, Seite 112.

9 Arnold Retzer: *Systemische Paartherapie*, Stuttgart 2004.

10 Beispielsweise David Schnarch in: *Die Psychologie der sexuellen Leidenschaft*, Stuttgart 2005.

11 Siehe Michael Mary: *Und sie verstehen sich doch*, Bergisch-Gladbach 2006.

12 Siehe detailliert hierzu Michael Mary: *Change – Lust auf Veränderung*, Bergisch-Gladbach 2004.

13 Dirk Baecker in einem Interview mit Michael Mary, zitiert aus: *Das Leben lässt fragen, wo du bleibst – wer etwas ändern will, braucht ein Problem*, Bergisch-Gladbach 2004.

14 Siehe Michael Mary: *Und sie verstehen sich doch*, Bergisch-Gladbach 2006.

15 Lübbe-Verlag 2006.

16 Siehe Michael Mary: *Und sie verstehen sich doch*, Bergisch-Gladbach 2006.

17 Siehe Michael Mary: *Mythos Liebe*, Bergisch-Gladbach 2004.

18 Die Begriffe »Große Trennung/Kleine Trennung« habe ich in meinem Buch *Wie Männer und Frauen die Liebe erleben*, Nordholt-Verlag, ausführlich erörtert.

Zum Autor

Michael Mary arbeitet seit fast 30 Jahren als Berater für Einzel-
personen und Paare, leitet Seminare und führt Fortbildungen
durch.
Er hat bisher 19 Sachbücher geschrieben, die teilweise hohe
Auflagen erreicht haben und in mehrere Sprachen übersetzt
worden sind. Er lebt und arbeitet in der Nähe Hamburgs.
Seine Internet-Adresse lautet www.michaelmary.de

Arnold Retzer:
Systemische Paartherapie
Konzepte – Methode – Praxis
355 Seiten, gebunden, ISBN 978-3-608-94365-8

Wie kommen in Paarbeziehungen Entwicklungen zustande, die nicht
selten in Hass, Verzweiflung und Elend enden? Was müssen
Paartherapeuten besonders beachten? Was passiert überhaupt in
Paartherapien und mit welchen Ergebnissen?
Retzer begründet mit seinen Antworten auf diese Fragen eine
systemische Paartherapie. Er stellt Paartherapie auf eine konzeptuell
und methodisch nachvollziehbare Basis und macht sie zu einer lehr-
und lernbaren professionellen Fertigkeit. Fallvignetten, die diese
Besonderheit der systemischen Vorgehensweise illustrieren,
durchziehen den gesamten Text.

Wenn die Liebe schwindet
Möglichkeiten und Grenzen der Paartherapie
Herausgegeben von Jürg Willi und Bernhard Limacher
230 Seiten, gebunden, ISBN 978-3-608-94409-9

Neuere Befragungen zeigen es: Liebe ist heute der wichtigste Faktor für
den Zusammenhalt von Paaren. International bekannte
Psychotherapeutinnen und Psychotherapeuten behandeln daher in
diesem Buch Themen wie Liebessehnsucht und Umgang mit Liebesleid,
Veränderungen in der Gestaltung von Liebesbeziehungen in den letzten
Jahrzehnten, Unterschiede zwischen den Leitbildern von
Partnerbeziehungen und Liebesbeziehungen oder Selbstakzeptanz als
Voraussetzung von Partnerliebe. Aufgezeigt wird zudem, wie in der
Sexualtherapie das Thema »Liebe« von der bloßen Wiederherstellung
sexueller Funktionsfähigkeit wegführt und wie die Entwicklung von
Leidenschaft und Erotik in Paarbeziehungen in den Vordergrund
gerückt wird.

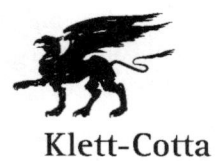

Klett-Cotta

Detlef Klöckner:
Phasen der Leidenschaft
Emotionale Entwicklungen in Paarbeziehungen
262 Seiten, gebunden, ISBN 978-3-608-94432-7

Der Autor beschreibt fünf Phasen in langfristigen Partnerschaften mit den Veränderungen, denen Paare zwangsläufig unterliegen. Wir erfahren, welcher Stärken es bedarf, die dabei entstehenden Konflikte, Stagnationen und Krisen in anstehende Lösungsschritte umzuwandeln.

Die fünf Phasen der Leidenschaft:
1. Phase Verzauberung: Verliebtheit
2. Phase Ozeanien: Größtmögliche Intensität
3. Phase Einschlüsse und Ausschlüsse:
Liebe und Erotik bleiben wichtig, aber der Alltag dominiert; jetzt sind Seitensprünge und Trennungen am häufigsten.
4. Phase Intime Dialoge
5. Phase Fürsorgliches Finale

Handbuch Psychologische Beratung
Herausgegeben von Christoph Steinebach
605 Seiten, gebunden, ISBN 978-3-608-94152-4

Der Band bietet eine Einführung in die grundlegenden psychologischen Theorien. Er erläutert die Beratungspraxis in Erziehungs-, Lebens-, Paar-, Jugend- und Familienberatung sowie die beraterischen Interventionen in Team- und Organisationsentwicklung oder Supervision.

Die Autoren diskutieren als Brennpunkte der Beratung Leistungsstörungen und Behinderungen, Lebenskrisen, Alkohol- und Drogenmissbrauch sowie sexuellen Missbrauch. Als besondere Bereiche werden Sexualberatung, Seelsorge, Coaching, Laufbahnberatung und Entwicklungszusammenarbeit behandelt.

Außerdem: innovative Wege der Beratung wie Mediation, Schulberatung, Intervision, Beratung Hochbegabter, Qualitätssicherung und Evaluation.

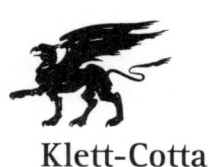

Klett-Cotta